•부모님을 위한 취미 교실• 시니어 컬러링북

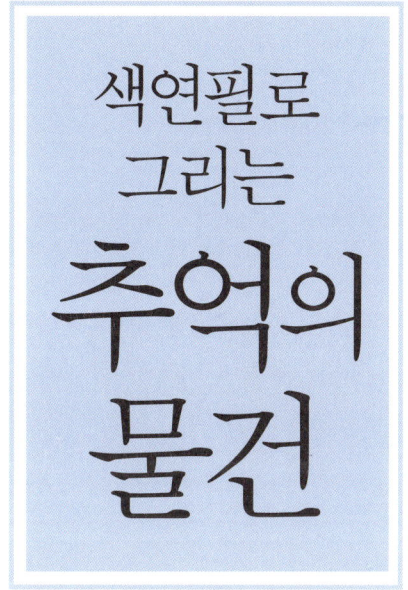

색연필로
그리는
추억의 물건

양지은 지음

GBB

추천의 말

활기차게 살고 싶다면 컬러링 취미 생활로!

　사회적으로 왕성한 활동을 하던 인생의 중반기를 지나 후반기에 접어들면 자연스럽게 신체 기능이 저하되고 심리적으로 우울감과 무기력감을 느끼게 됩니다. 이런 변화를 부정적인 신호로만 볼 것이 아니라, 건강한 나의 습관을 만드는 계기로 삼는 것이 중요합니다.

　요즘은 '노인, 고령자, 시니어'라는 말을 듣는 걸 불편해 합니다. 젊게 살고 싶은 것은 모두의 바람이겠지요. 하지만 한 그루 나무의 삶이 그렇듯, 우리도 언젠가 인생의 후반기를 거닐게 됩니다. 그런 시기가 내게 온다고 인정해야 활기찬 인생의 후반기를 만들 수 있습니다.

　나이 들수록 취미 생활은 꼭 필요합니다. 뇌와 근육의 건강, 정서적 안정감을 함께 얻을 수 있기 때문입니다. 특히 컬러링 취미는 굳은 손을 풀기에 좋고, 집중력과 성취감, 관찰력뿐만 아니라 마음이 편안해지는 치유 효과도 얻을 수 있습니다.

　《색연필로 그리는 추억의 물건》 컬러링북과 함께 일상에서 몸과 마음을 건강하고 행복하게 만들기 바랍니다.

서울대학교 의과대학 명예교수,
(재)돌봄과미래 이사장 김용익

작가의 말

추억의 물건으로 기억력과 행복감을 높이는 컬러링북

　우리는 물질적으로 풍요로운 시대에
살고 있습니다. 다양한 디자인의 아이디어
상품들이 하루가 멀다 하고 쏟아져 나오고
손가락으로 터치만 하면 금방 물건이 배송
됩니다. 그래서 때가 되면 헌 물건을 새것으로
쉽게 바꿉니다. 하지만 옛날에는 한 번 물건을
들이면 닦고 고치면서 내리 물림 했기에 물건 하나에도
가족의 추억, 이웃의 추억이 얼기설기 엮여 있었습니다.

　부모님을 졸라 산 마이마이 카세트, 까만 피아노 위에 항상 놓여 있던 못난이 인형,
꽃무늬가 유난히 예뻤던 밥통 등 그때의 물건들을 생각하면 그냥 미소가 지어집니다.

　《색연필로 그리는 추억의 물건》은 옛날 우리와 함께했던 25가지 물건을 색칠하며
행복한 추억이 떠올라 마음이 따스해지는 책입니다.

　저 역시 추억의 물건을 정성껏 그리면서 힐링의 시간을 가질 수 있었습니다. 또 물건
에 담긴 추억을 가족과 친구, 이웃과 함께 공유하고 싶은 마음도 들었습니다.

　많은 분이 이 책으로 옛 추억을 떠올리며 행복한 시간을 갖길 바랍니다.

양지은

차 례

추천의 말 **2**

작가의 말 **3**

추억을 색칠하며 기억력을 높이는 컬러링북의 효과 **8**

기억력을 강화해 치매 예방을 도와주는 추억의 물건 색칠 기초 수업 **9**

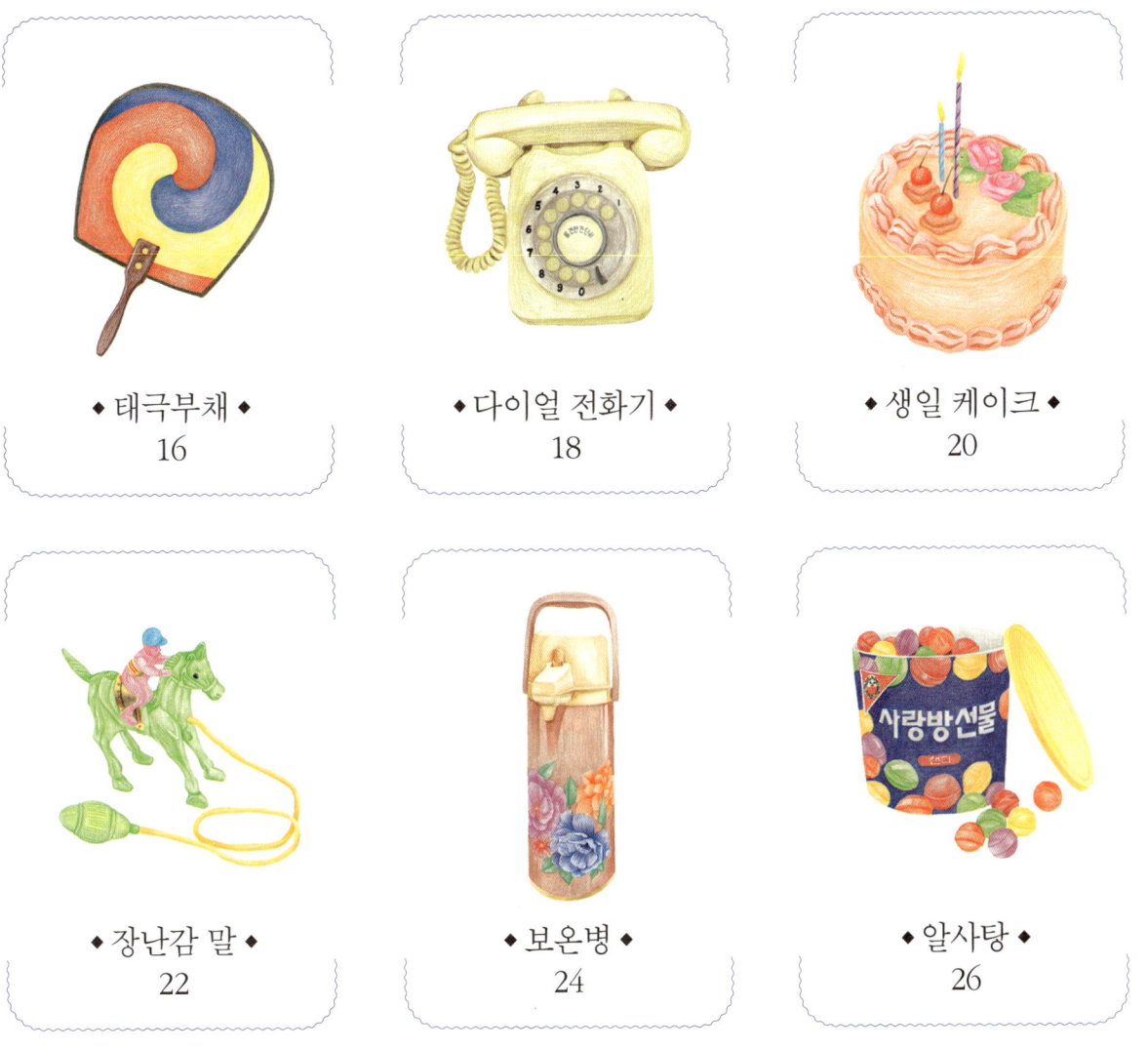

◆ 태극부채 ◆
16

◆다이얼 전화기◆
18

◆ 생일 케이크 ◆
20

◆ 장난감 말 ◆
22

◆ 보온병 ◆
24

◆ 알사탕 ◆
26

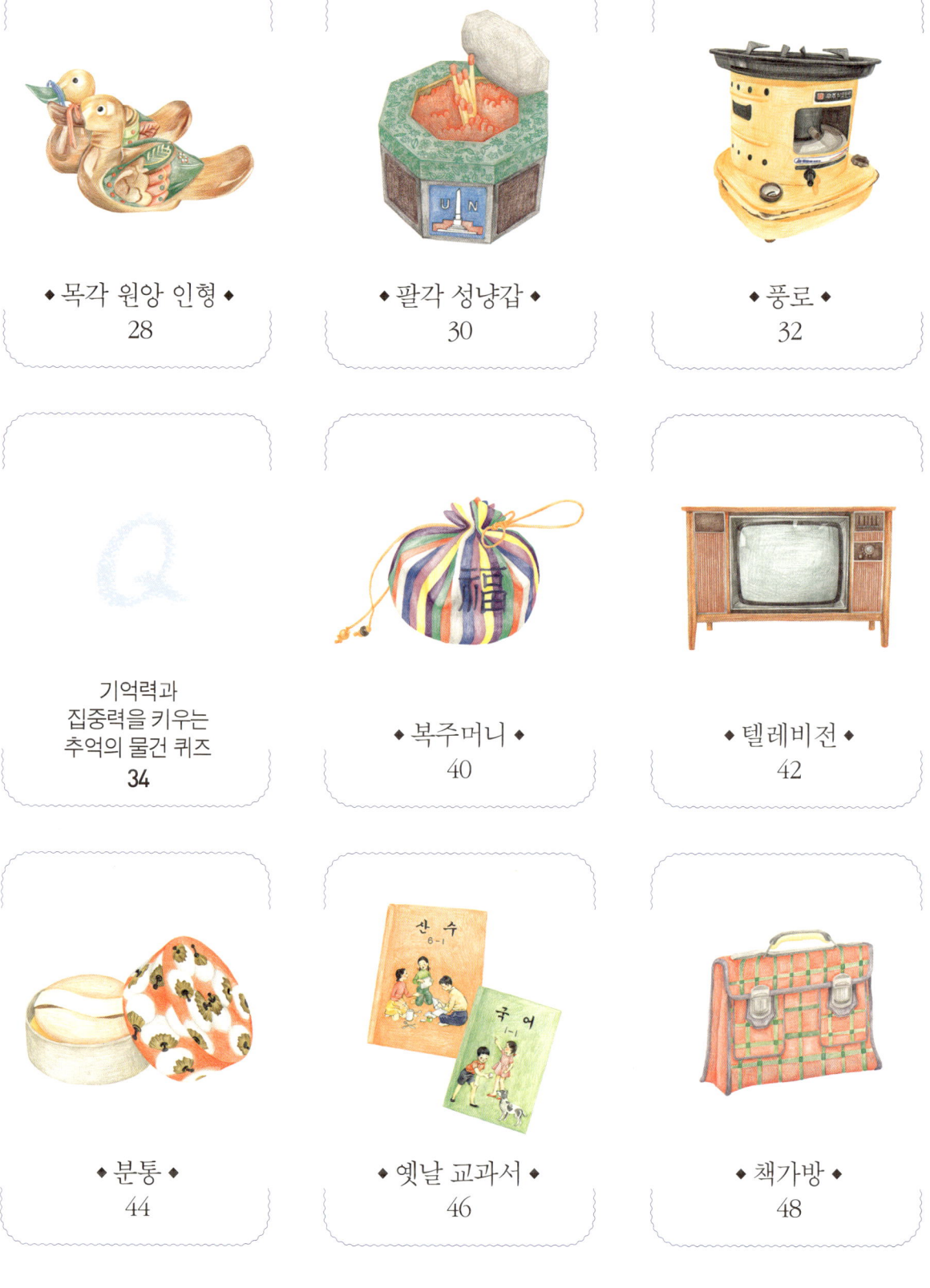

◆ 목각 원앙 인형 ◆
28

◆ 팔각 성냥갑 ◆
30

◆ 풍로 ◆
32

기억력과
집중력을 키우는
추억의 물건 퀴즈
34

◆ 복주머니 ◆
40

◆ 텔레비전 ◆
42

◆ 분통 ◆
44

◆ 옛날 교과서 ◆
46

◆ 책가방 ◆
48

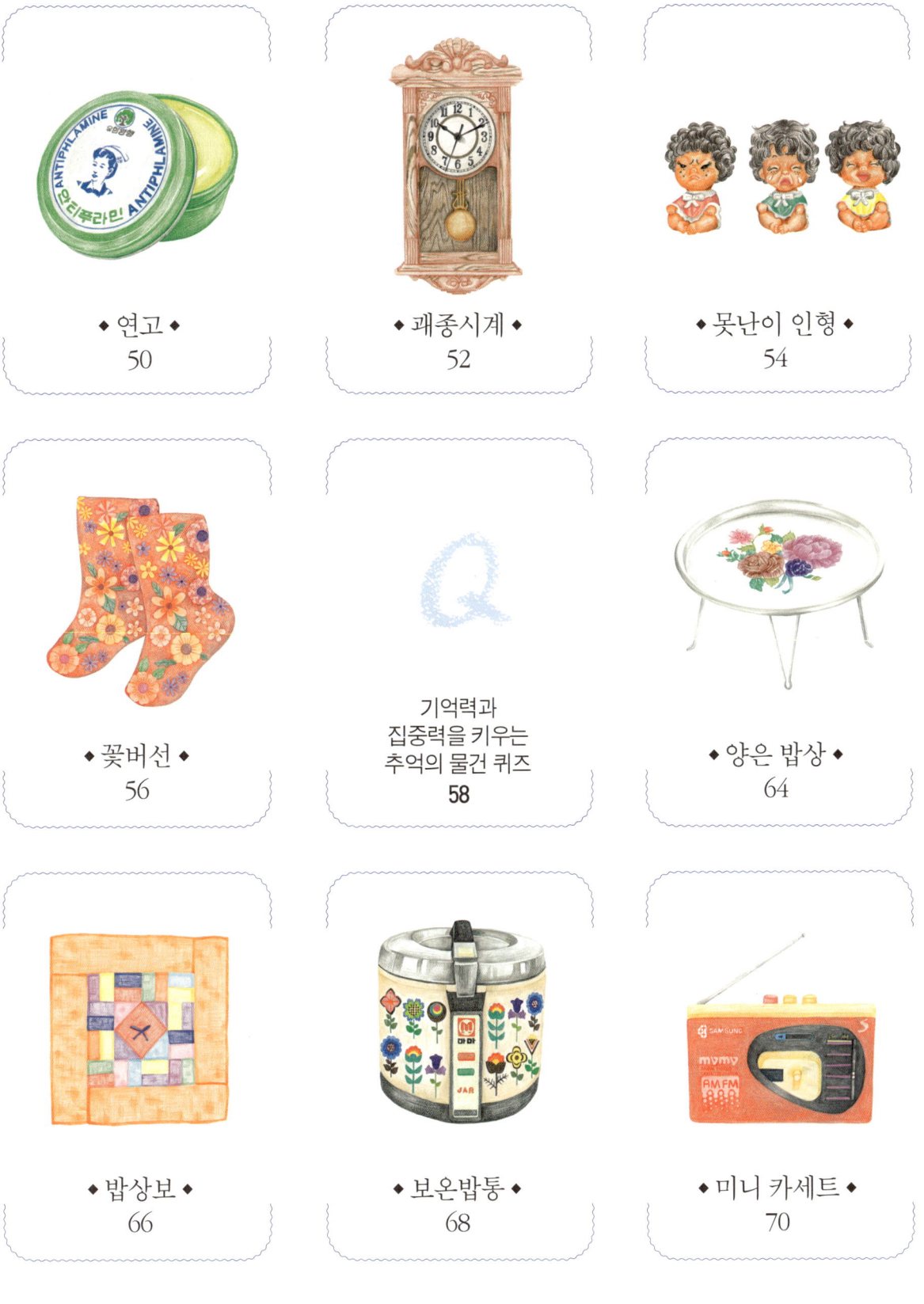

◆ 연고 ◆
50

◆ 괘종시계 ◆
52

◆ 못난이 인형 ◆
54

◆ 꽃버선 ◆
56

기억력과
집중력을 키우는
추억의 물건 퀴즈
58

◆ 양은 밥상 ◆
64

◆ 밥상보 ◆
66

◆ 보온밥통 ◆
68

◆ 미니 카세트 ◆
70

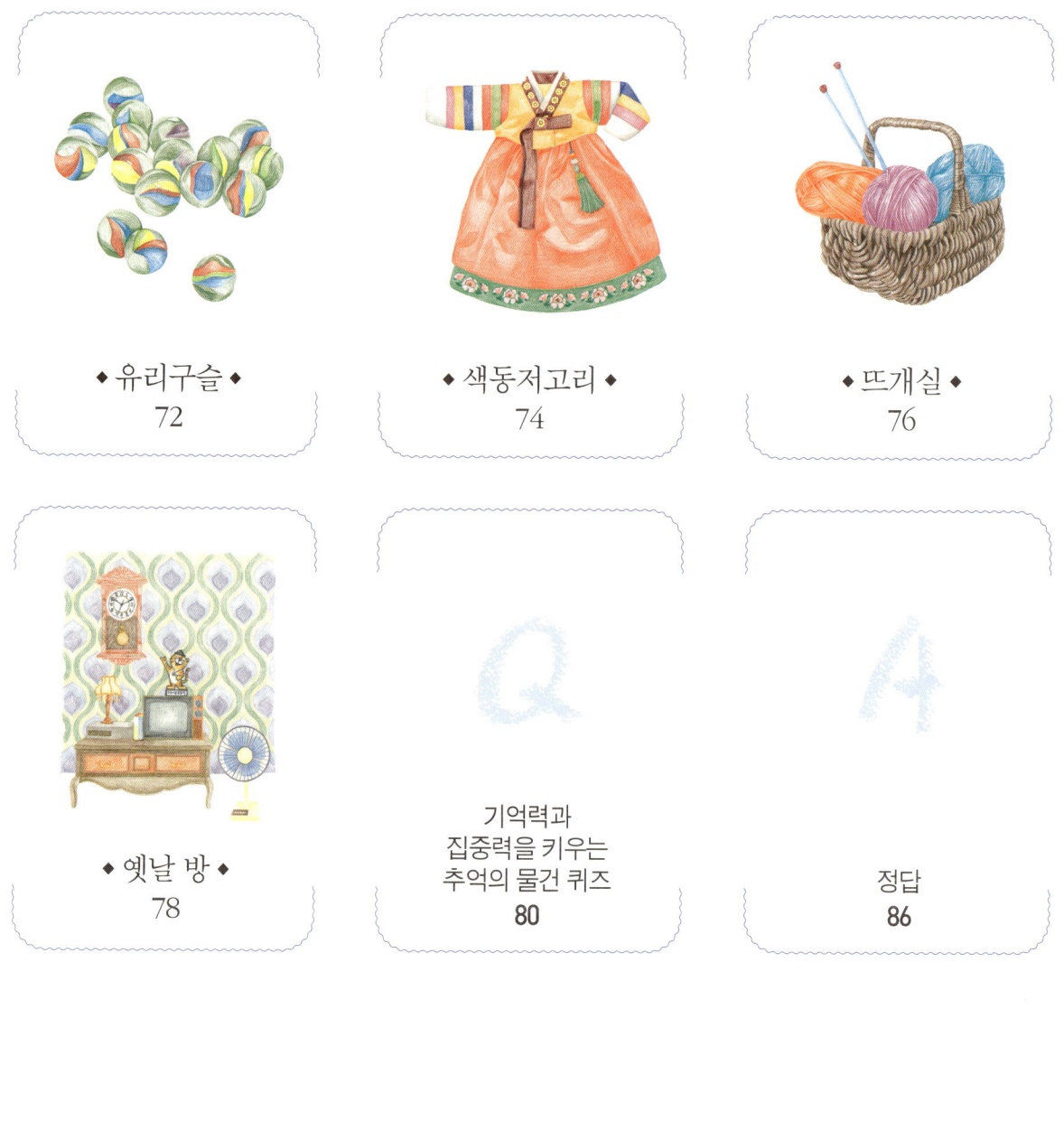

◆ 유리구슬 ◆
72

◆ 색동저고리 ◆
74

◆ 뜨개실 ◆
76

◆ 옛날 방 ◆
78

기억력과
집중력을 키우는
추억의 물건 퀴즈
80

정답
86

추억을 색칠하며 기억력을 높이는
컬러링북의 효과

- 집안 곳곳에 있던 옛 물건을 색칠하며 기억력을 높일 수 있습니다.
- 추억을 떠올리며 힐링의 시간을 가질 수 있습니다.
- 스트레스에서 벗어나 몸과 마음이 편안해집니다.
- 색칠하면서 손목과 손가락의 힘을 키울 수 있습니다.
- 색칠할수록 관찰력과 집중력이 높아집니다.
- 계속 도전하면서 두뇌 트레이닝을 할 수 있습니다.

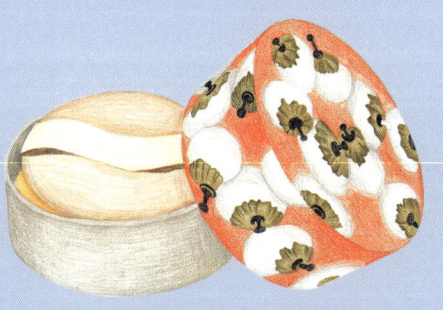

이런 분들에게 추천합니다

- ☑ 두뇌 트레이닝으로 인지 기능을 높이고 싶다.
- ☑ 치매를 예방하고 싶다.
- ☑ 기억력과 집중력을 키우고 싶다.
- ☑ 우울한 마음을 버리고 즐겁게 살고 싶다.
- ☑ 풍부한 감성과 예술적 감각을 키우고 싶다.

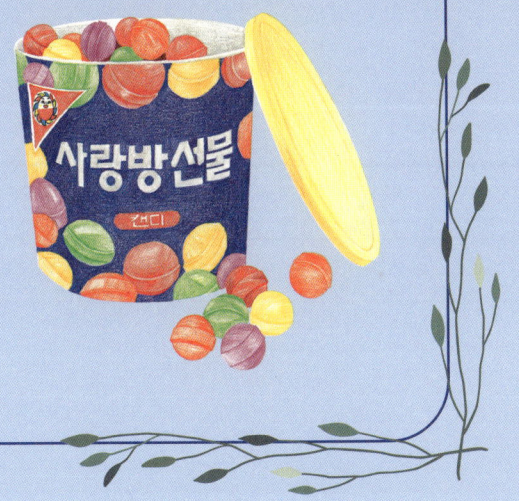

기억력을 강화해 치매 예방을 도와주는 추억의 물건 색칠 기초 수업

이 책에 사용된 24색 색연필

24색 색연필을 준비한 후 아래의 색에 해당하는 색연필을 고르세요. 각각의 색상표 옆에 색을 칠하며 어떤 색감을 내는지 살펴보세요.

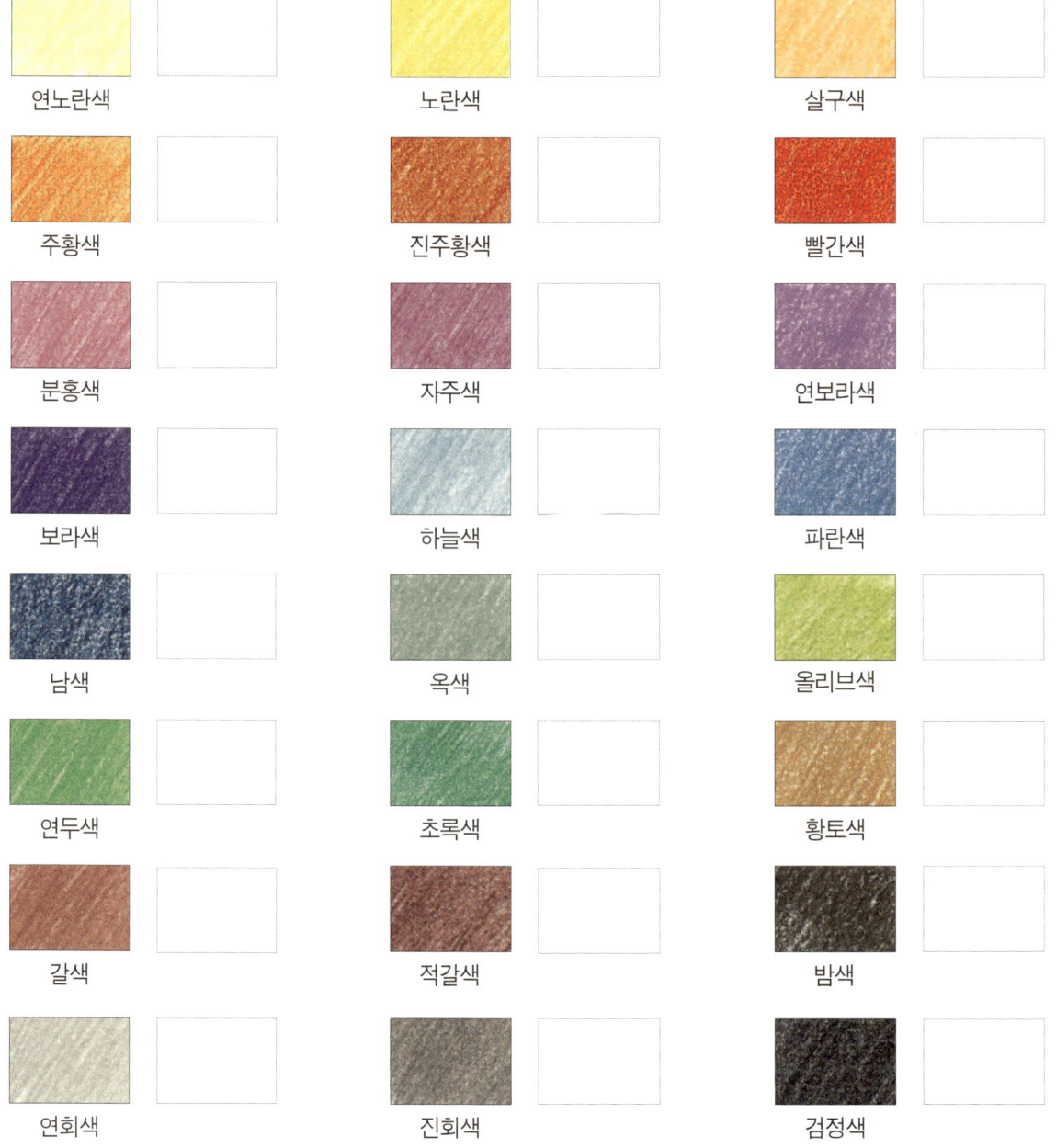

연노란색　　　　노란색　　　　살구색

주황색　　　　진주황색　　　　빨간색

분홍색　　　　자주색　　　　연보라색

보라색　　　　하늘색　　　　파란색

남색　　　　옥색　　　　올리브색

연두색　　　　초록색　　　　황토색

갈색　　　　적갈색　　　　밤색

연회색　　　　진회색　　　　검정색

🫛 색연필을 잘 사용하는 방법 🫛🫛

연필과 색연필의 차이점

색연필은 연필과 다릅니다. 연필은 흑연과 점토의 혼합물을 구워 만든 가느다란 심을 사용하지만, 색연필은 안료와 점토 등을 혼합한 심으로 만들기 때문에 다양한 색상을 표현할 수 있습니다.

색연필 깎는 방법

색연필의 심은 연필의 심과 달리 무른 편입니다. 그래서 수동 연필깎이나 기계식 연필깎이로 깎으면 심이 부러질 수 있습니다. 커터 칼로 원하는 부분을 조심스럽게 깎는 걸 추천합니다.

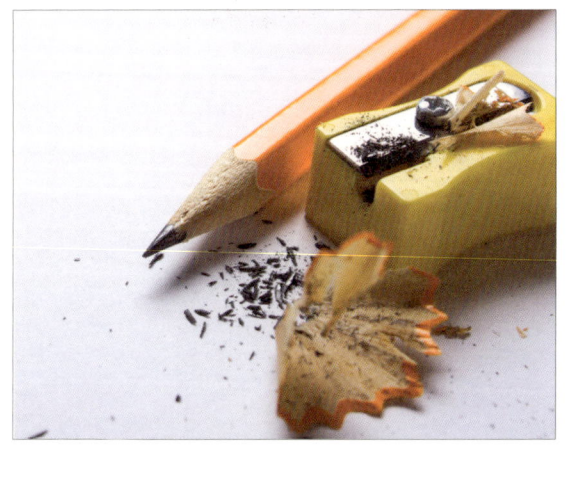 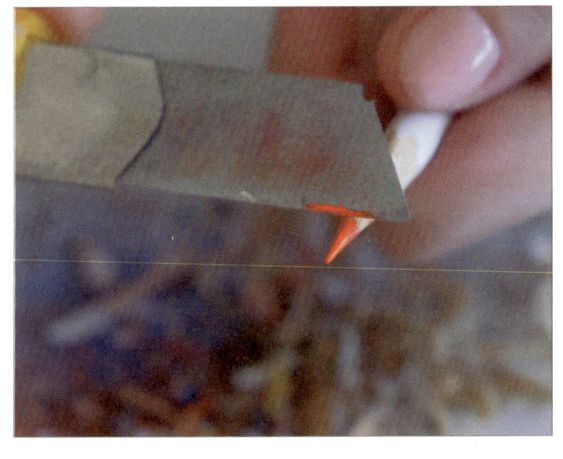

색연필 지우는 방법

지우개로 벅벅 지우면 주변으로 색이 번질 수 있습니다. 칼로 지우개의 단면을 잘라 뾰족하게 한 후 살살 지우면 작은 면도 섬세하게 지울 수 있습니다.

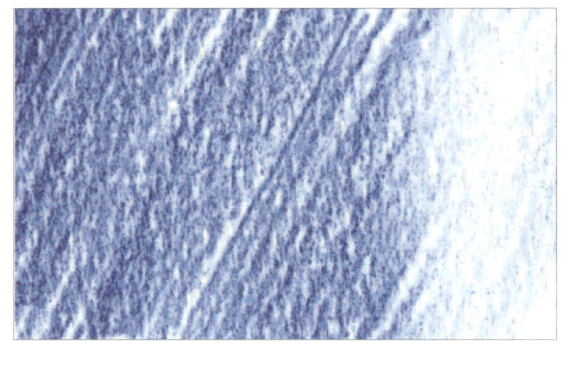 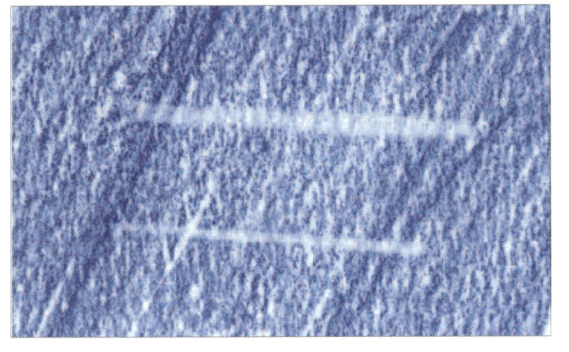

🫛 초보자를 위한 선 연습하기 🫛🫛

색칠할 때 손의 힘을 어떻게 주느냐에 따라 질감과 입체감을 다르게 표현할 수 있습니다. 직선과 곡선이 손의 힘에 따라 어떻게 표현되는지 충분히 연습해보세요.

직선 긋기

연필 끝을 뾰족하게 한 후 손의 힘을 약하게 해 가는 선을 연습해보세요. 또 연필 끝을 뭉툭하게 한 후 손의 힘을 강하게 해 굵은 선도 연습해보세요.

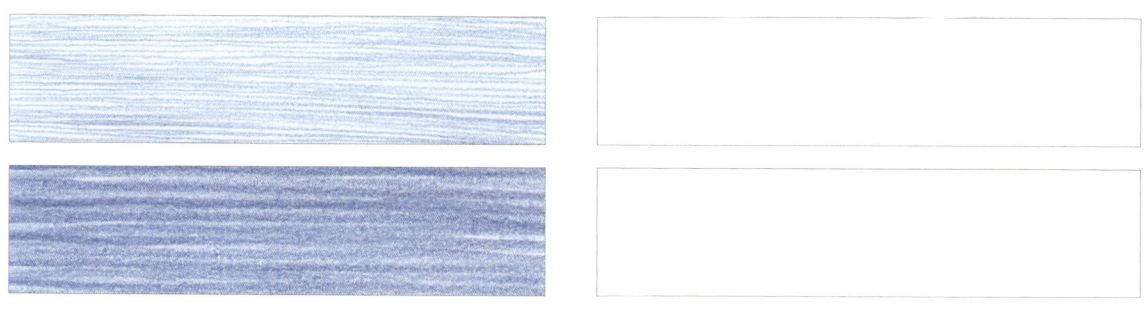

곡선 긋기

물건은 곡선으로 이루어 진 것이 많습니다. 손의 힘을 조절하며 곡선을 표현하면 물건의 입체감을 잘 표현할 수 있습니다. '못난이 인형' 머리 부분의 곡선을 연습해보세요.

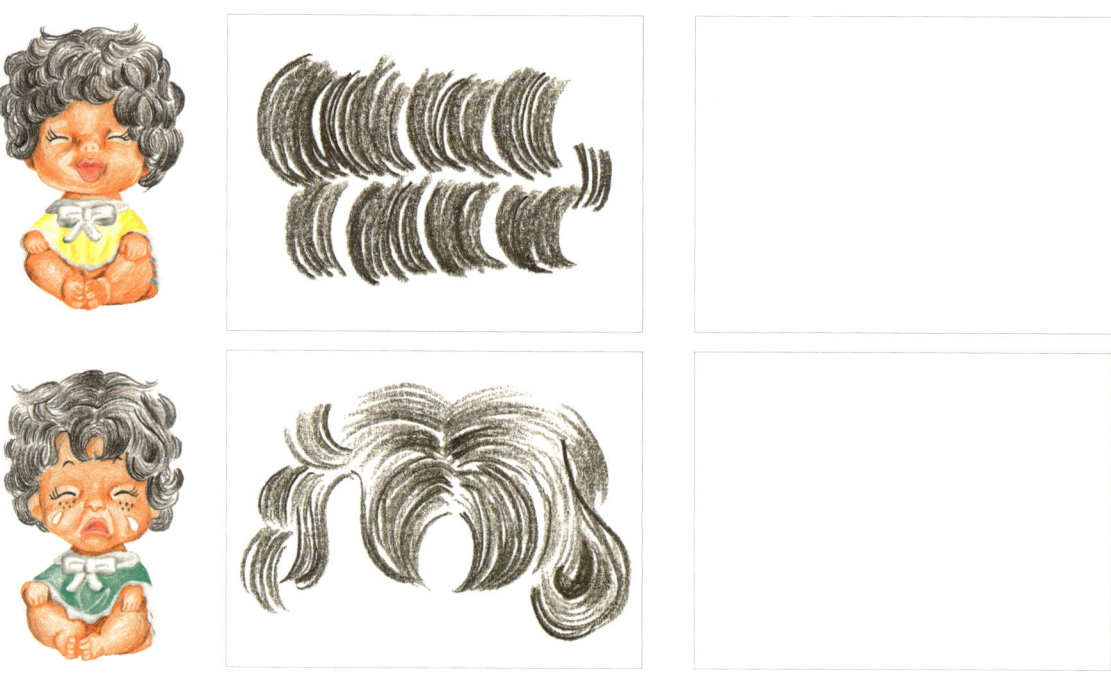

11

🟢 초보자를 위한 면 색칠하기 🟢🟢

손의 힘에 따라 면이 어떻게 표현되는지 연습해보세요.

단색으로 면 색칠하기

손의 힘을 같게 해서 한 가지 색연필로 면을 채워보세요.

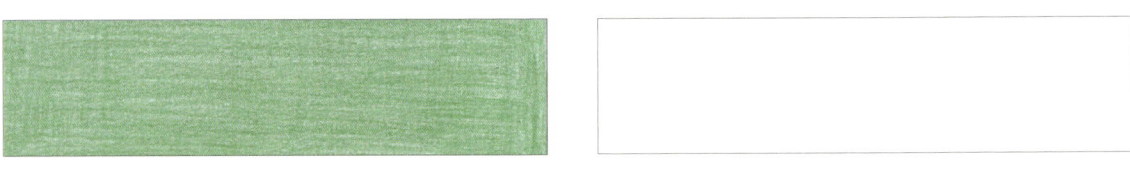

한 가지 색연필로 처음에는 강한 힘으로 칠하다가 조금씩 힘을 빼면서 면을 채워보세요.

두 가지 색으로 색칠하기

주황색으로 면을 골고루 칠한 후 같은 힘으로 그 위에 진주황색을 채워보세요.

왼쪽에서부터 주황색을 칠하기 시작해 오른쪽으로 갈수록 연하게 칠합니다. 오른쪽에서부터 분홍색을 칠하기 시작해 왼쪽으로 갈수록 연하게 칠합니다. 중간에 겹쳐지는 부분은 힘을 빼서 칠해보세요.

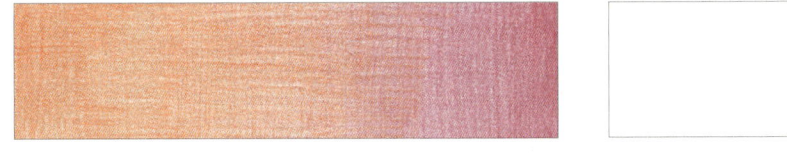

🟢 반짝이는 부분을 입체감 있게 표현하기 🟢🟢

비슷한 계열의 세 가지 색으로 표현하기

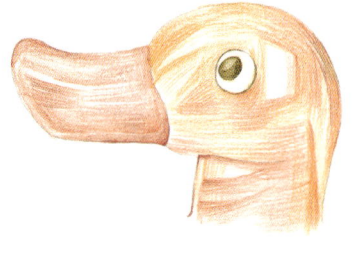 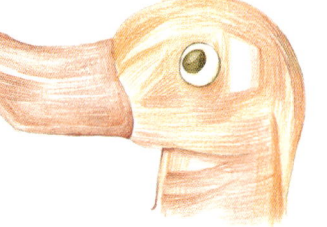 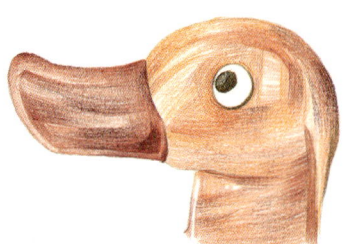

❶ 목각 원앙 인형의 얼굴에서 반짝이는 부분은 칠하지 않고 남겨두고 형태를 잘 잡아줍니다. 반짝이는 부분을 제외하고 밝은 부분을 황토색으로 흐리게 색칠합니다.

❷ 황토색을 여러 번 칠하면서 부리와 눈의 세세한 부분을 잘 표현하고 반짝이는 부분의 경계는 갈색으로 잘 나눠주며 색칠합니다.

❸ 반짝이는 부분을 제외하고 밝은 부분은 황토색으로 어두운 부분은 적갈색으로 그러데이션을 주며 입체감을 살립니다.

서로 다른 세 가지 색으로 표현하기

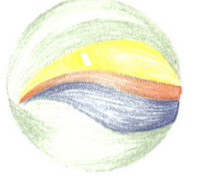 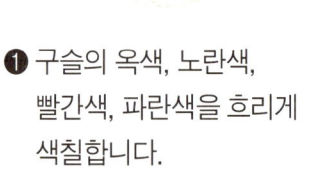 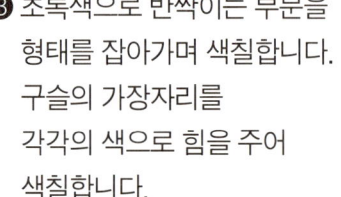

❶ 구슬의 옥색, 노란색, 빨간색, 파란색을 흐리게 색칠합니다.

❷ 초록색으로 가장자리를 힘 있게 색칠하며 반짝이는 부분과의 경계를 확실하게 하고 입체감을 줍니다.

❸ 초록색으로 반짝이는 부분을 형태를 잡아가며 색칠합니다. 구슬의 가장자리를 각각의 색으로 힘을 주어 색칠합니다.

13

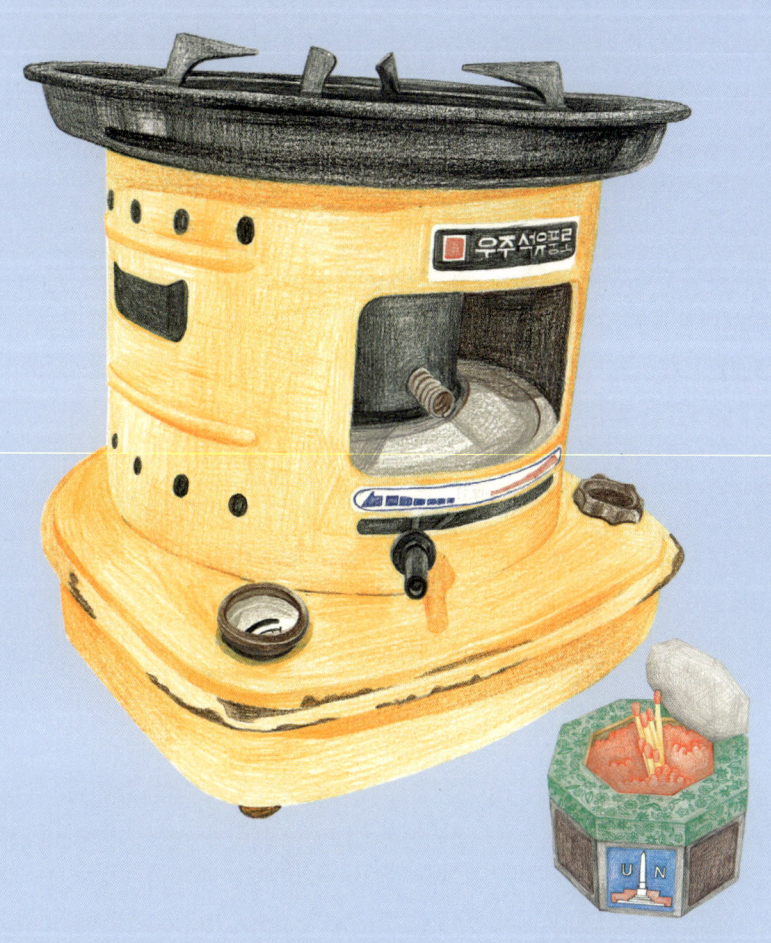

성냥으로 풍로에

불을 붙이고

음식을 만들던 우리 엄마

힘들게 만든 음식으로

온 가족이 따스함을 얻었던

그 시절

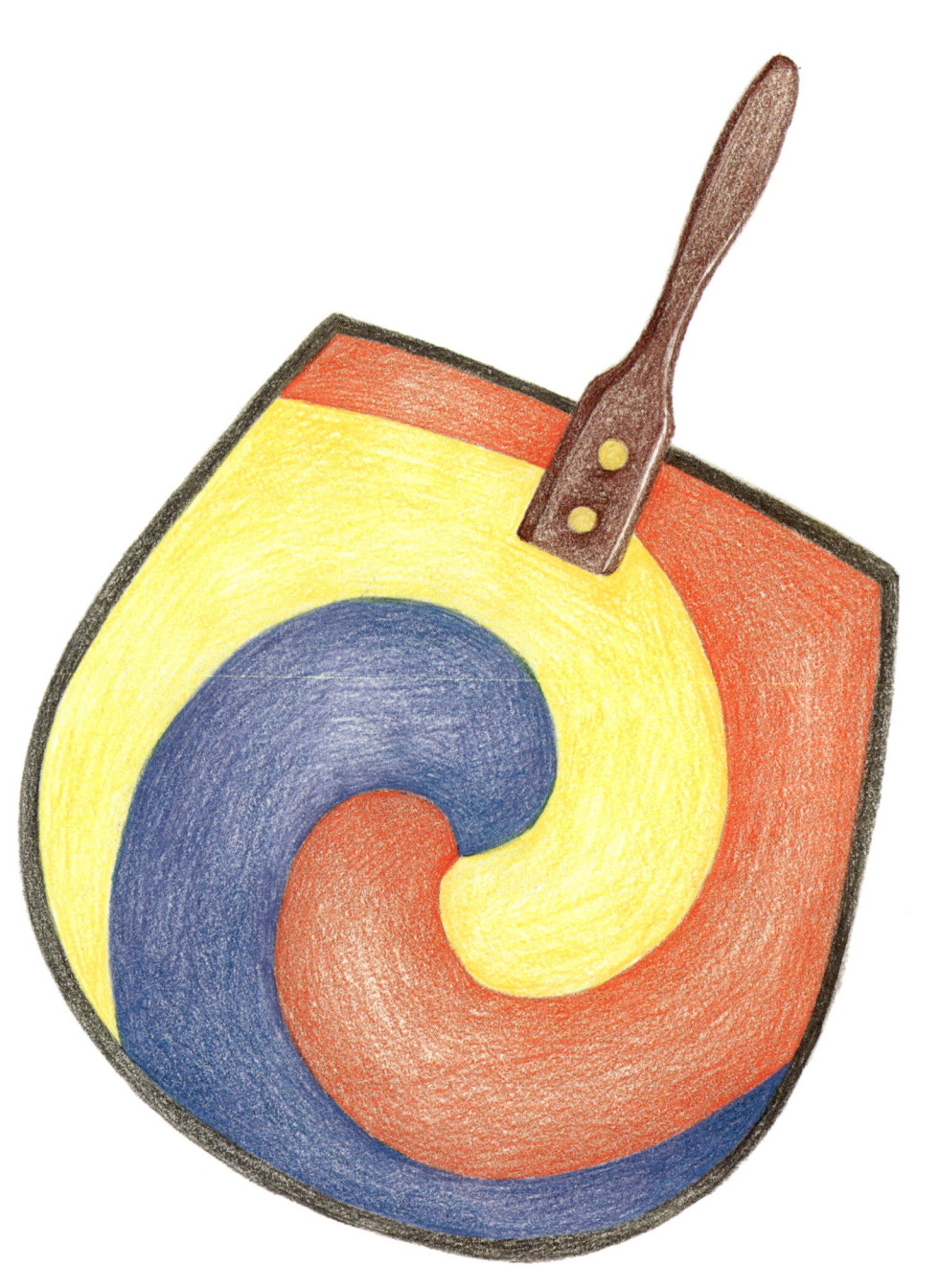

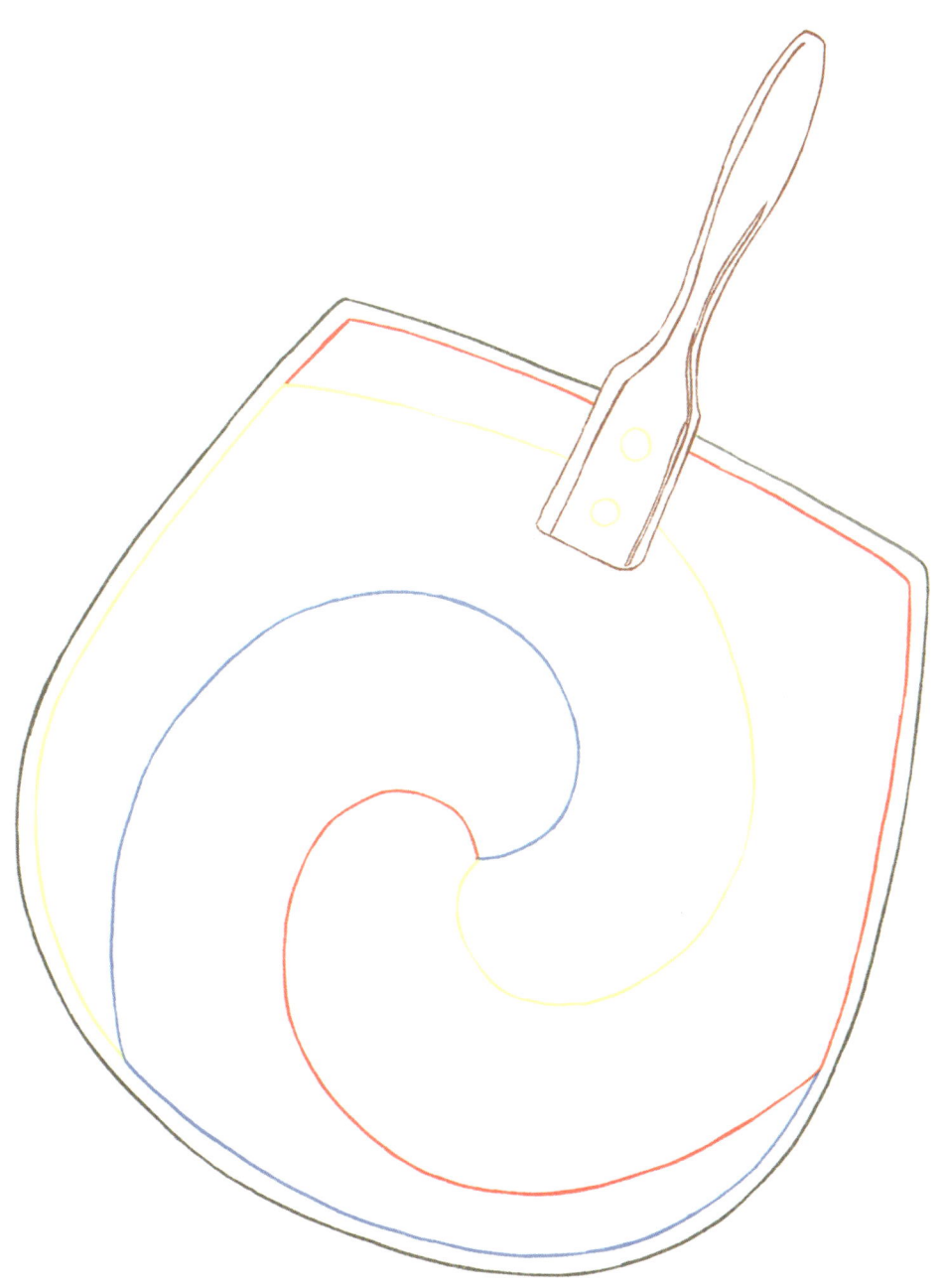

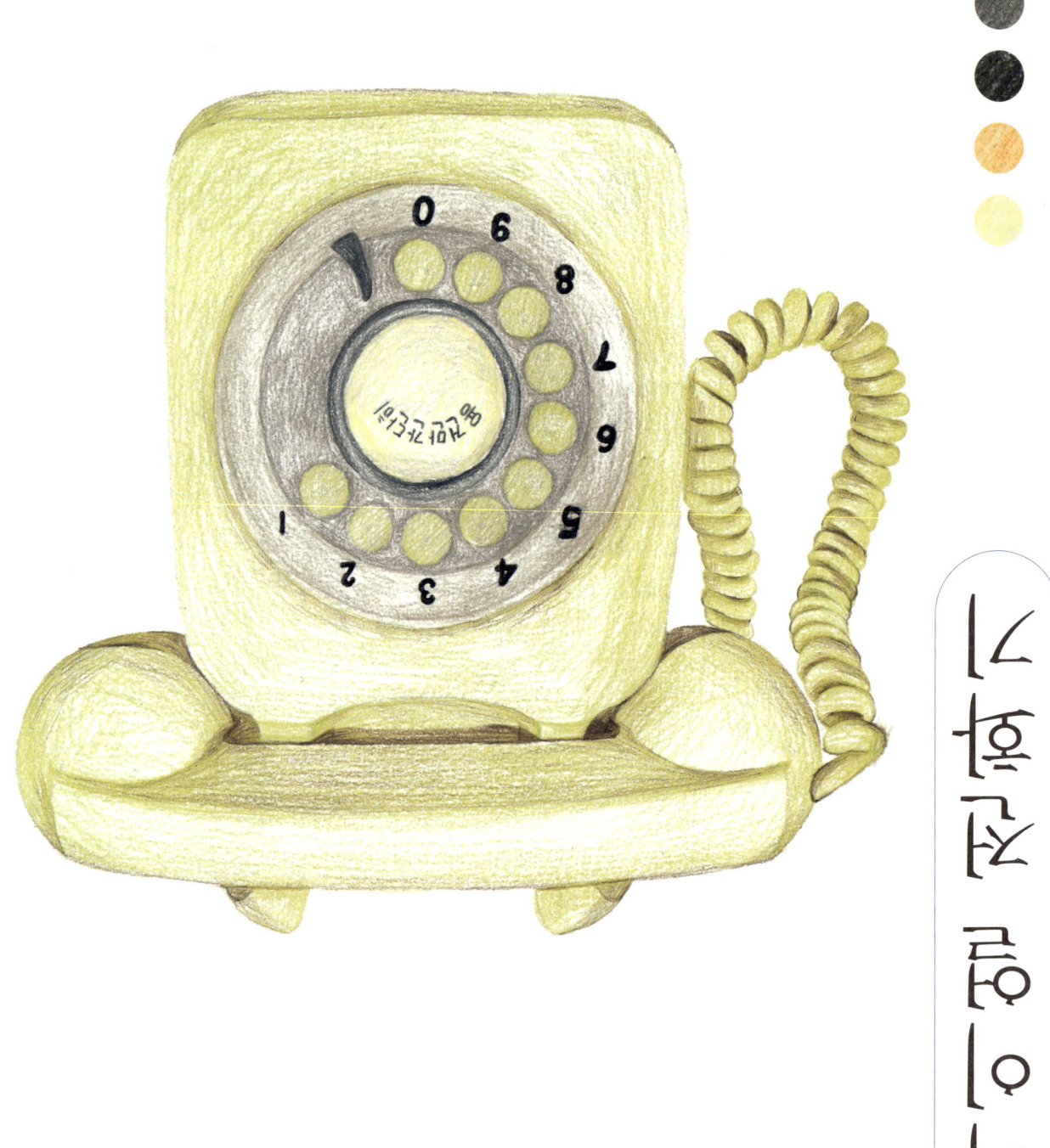

다이얼 전화기

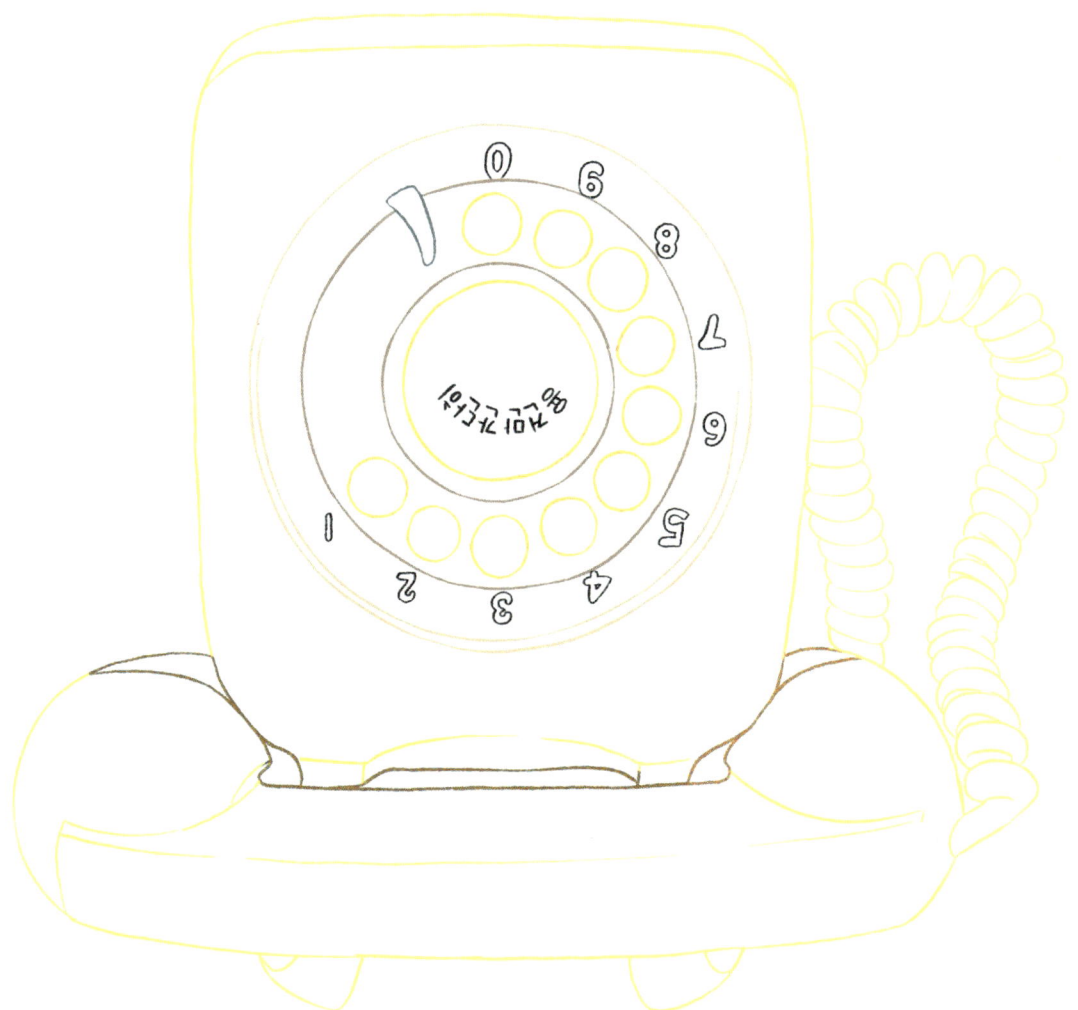

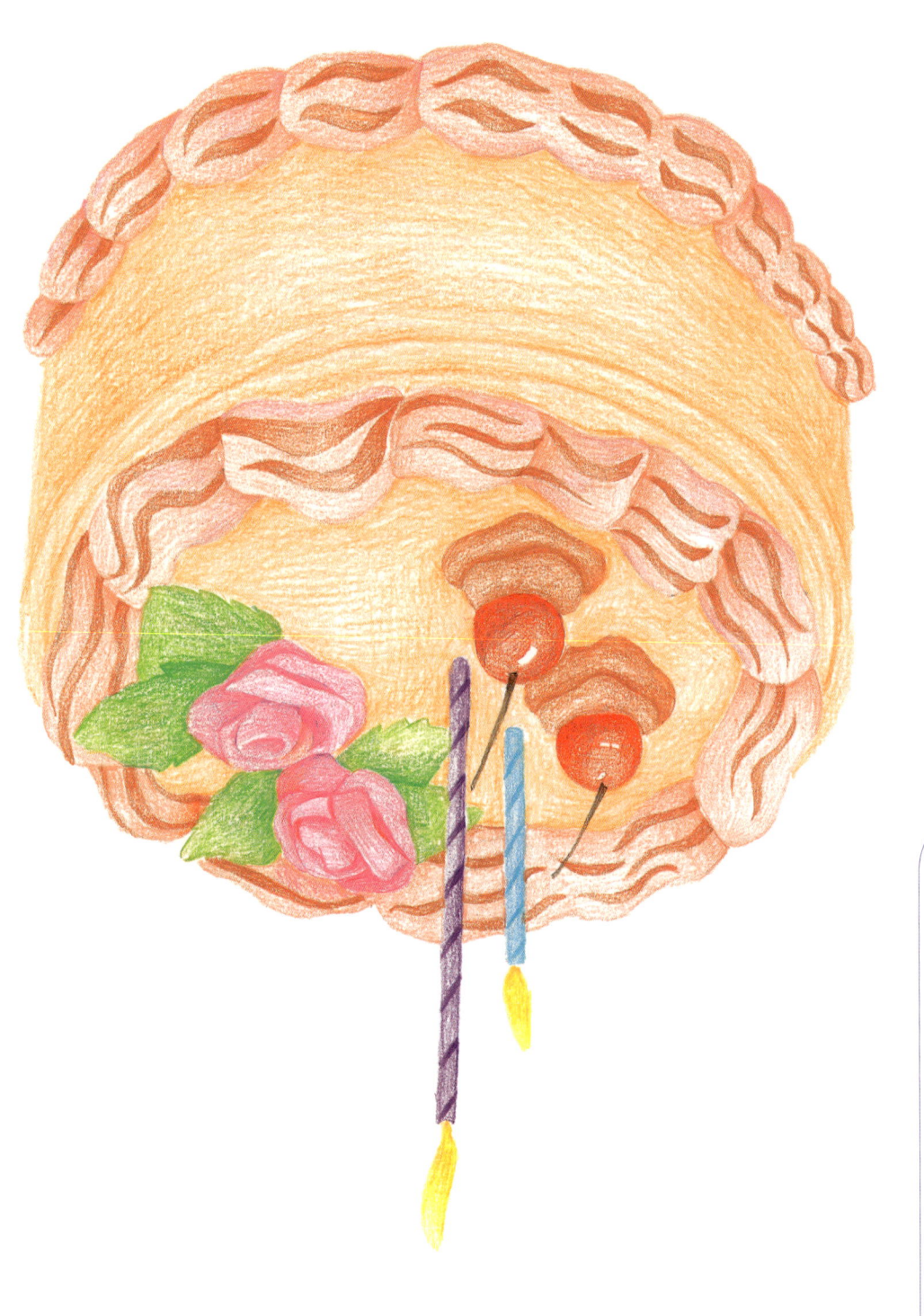

케이크 꾸미기

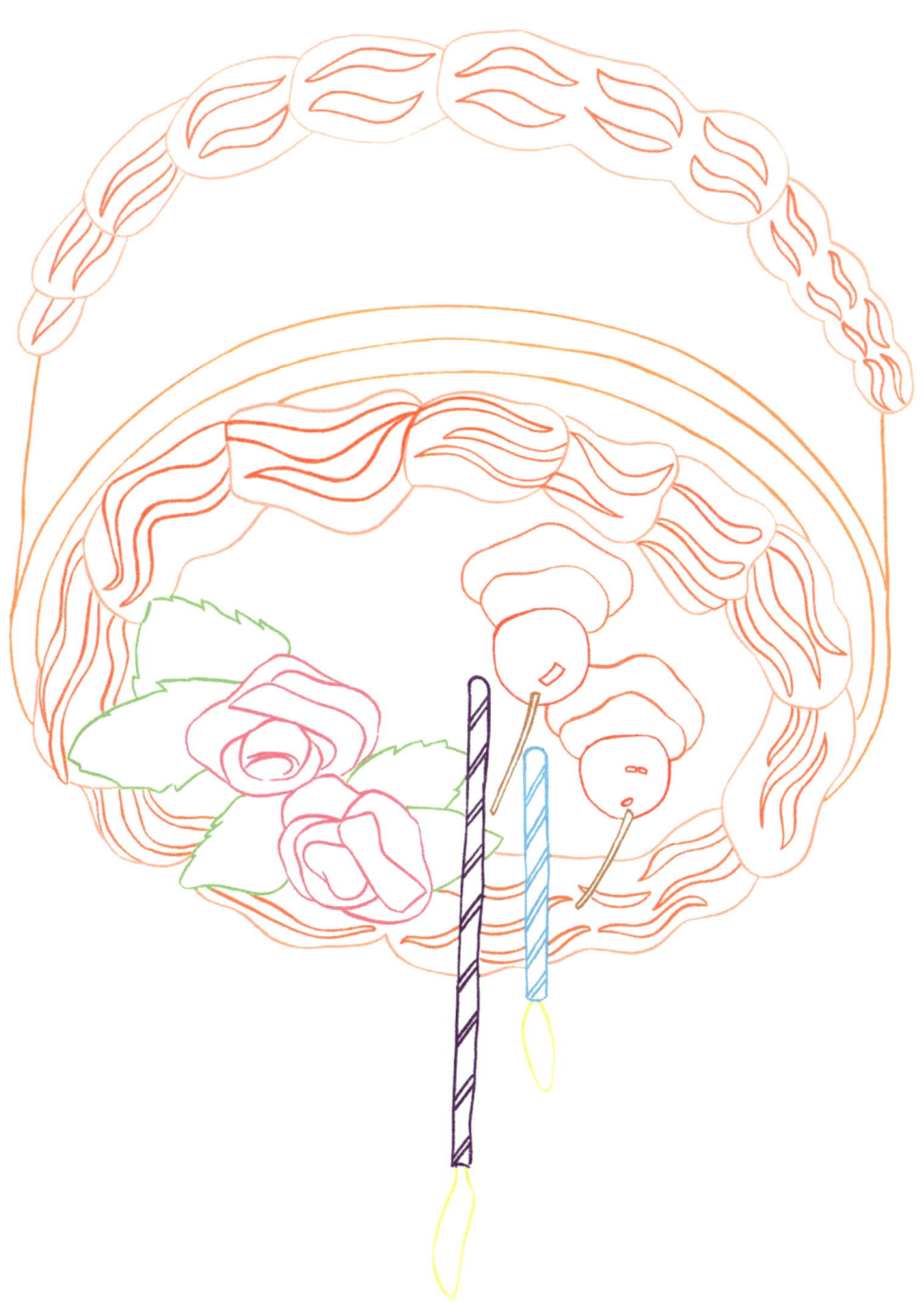

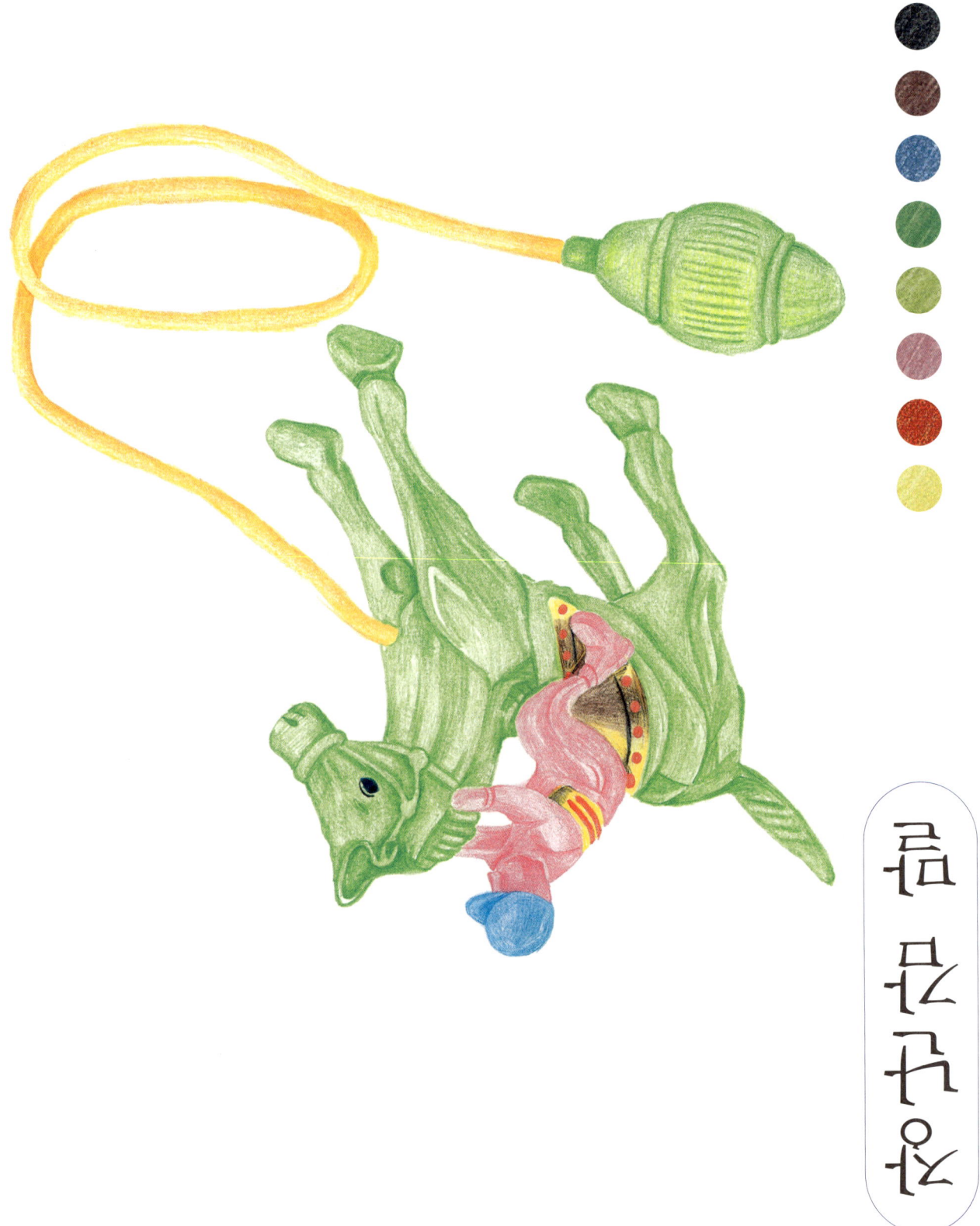

장구말

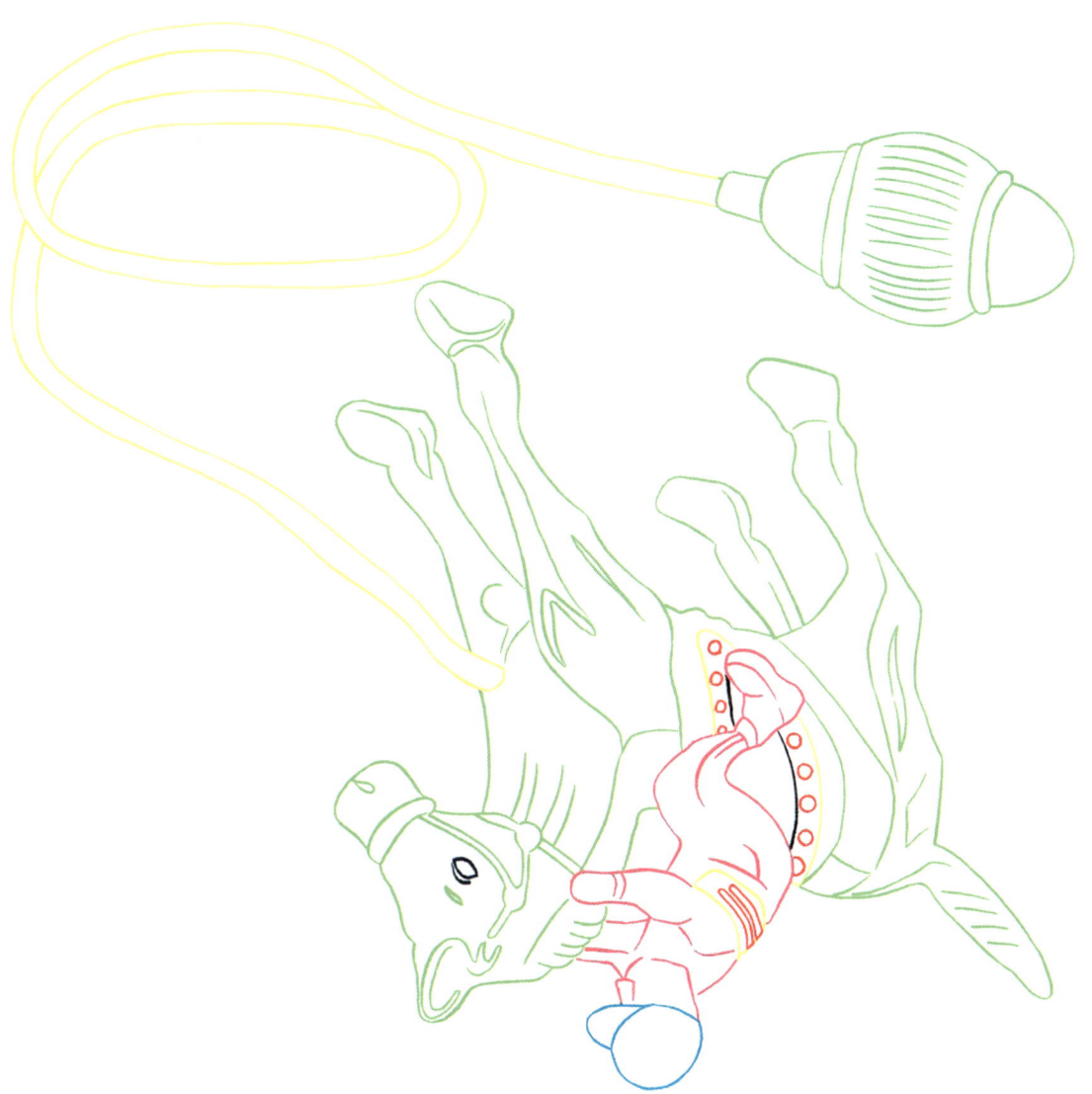

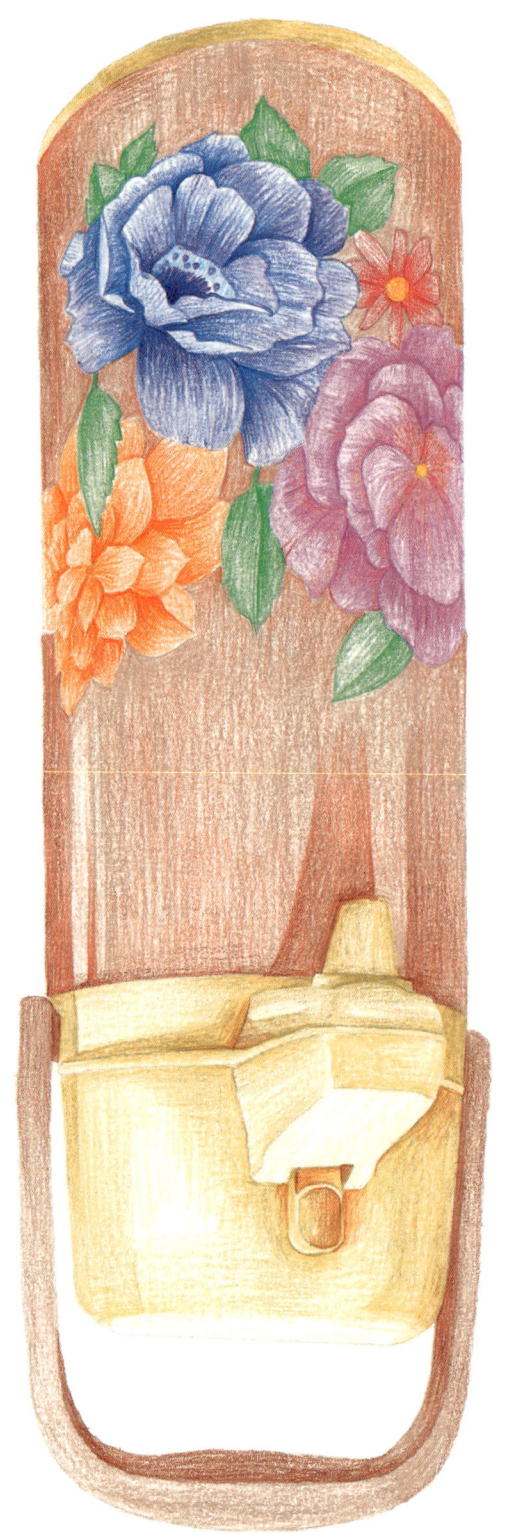

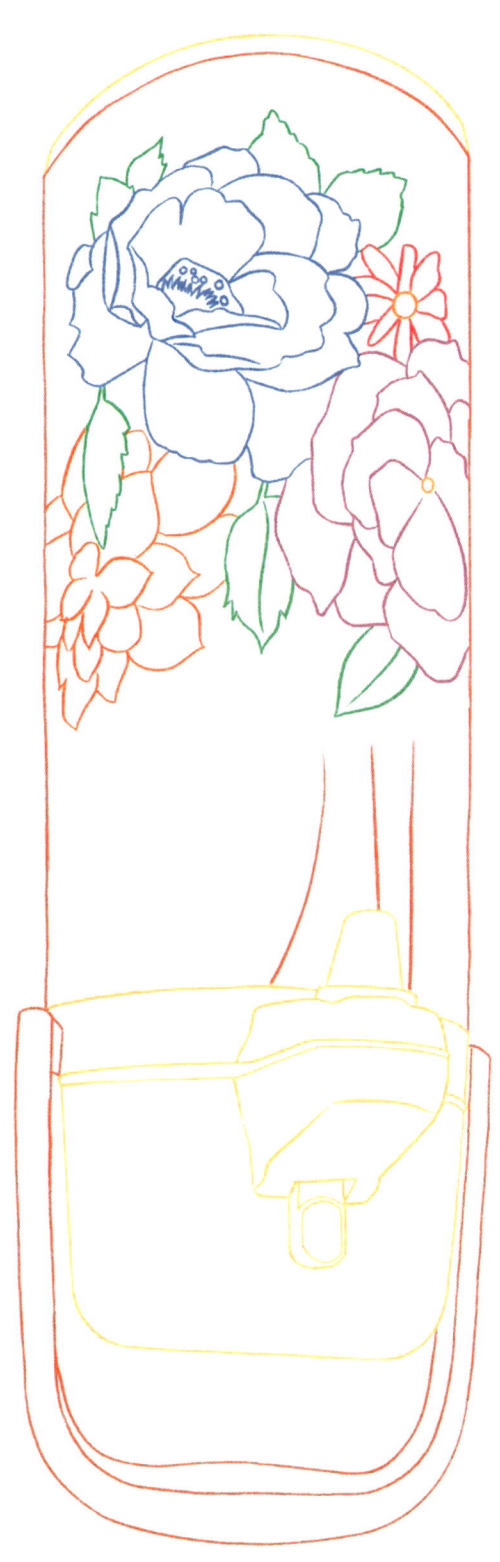

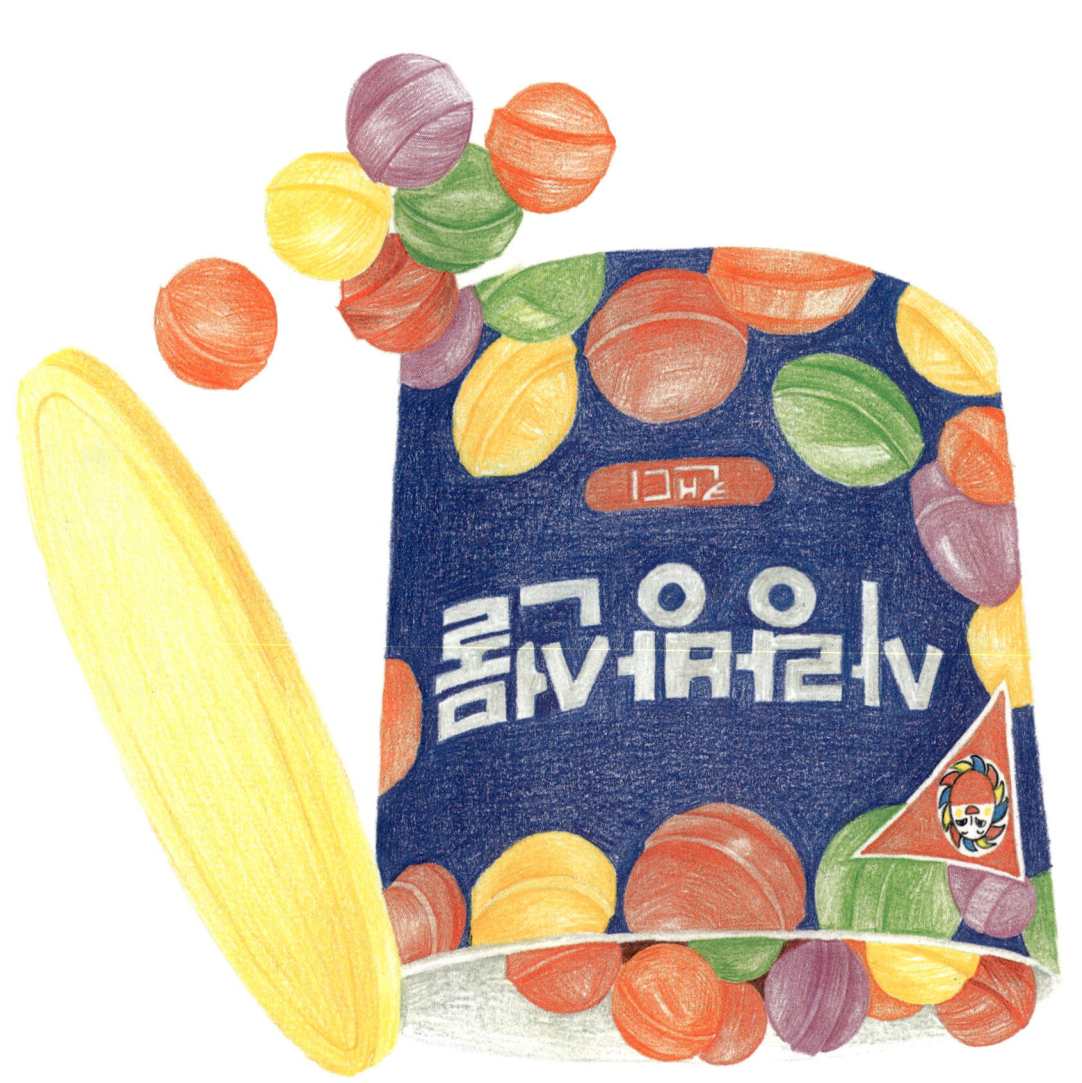

알사탕

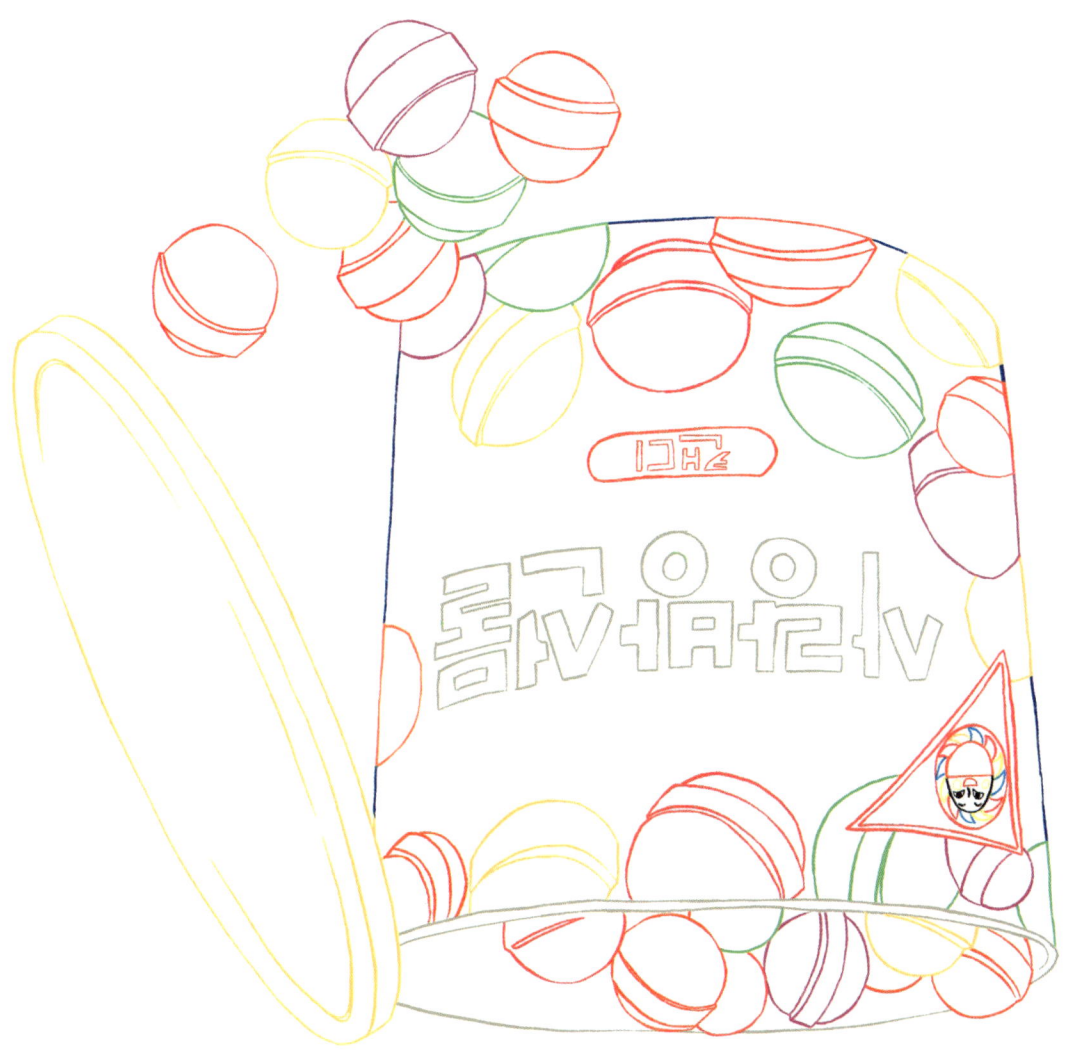

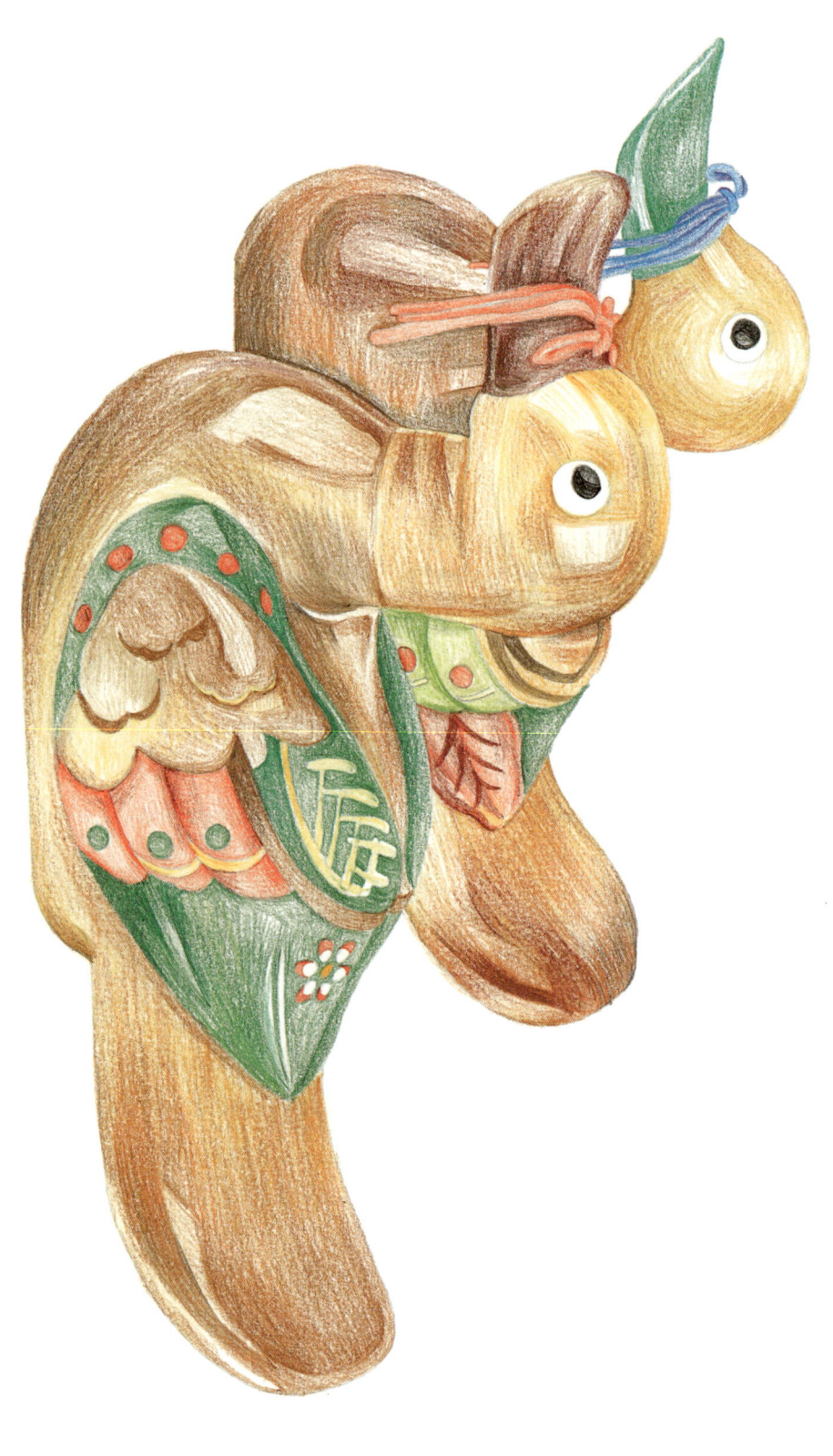

목각 안장 이형

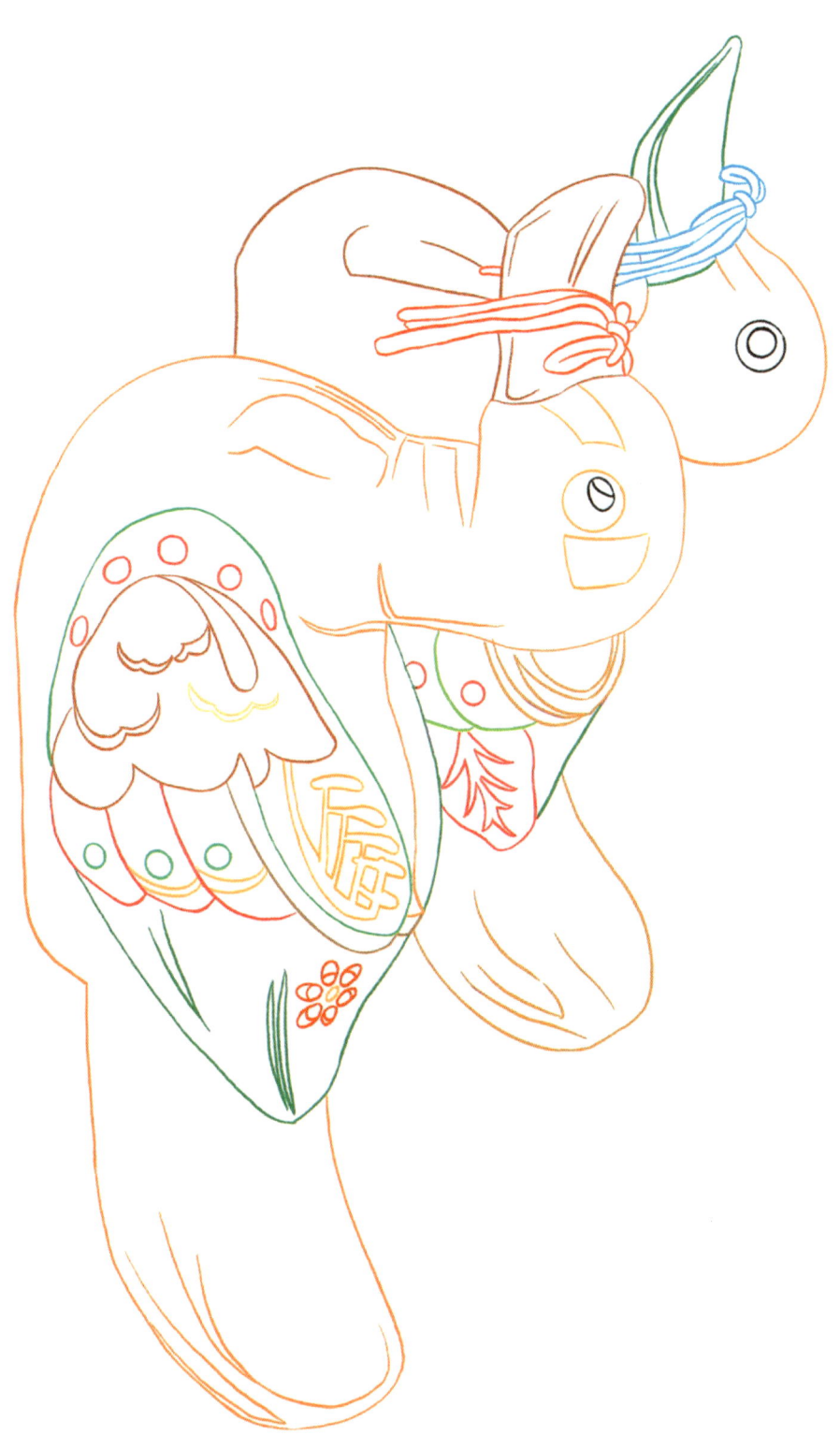

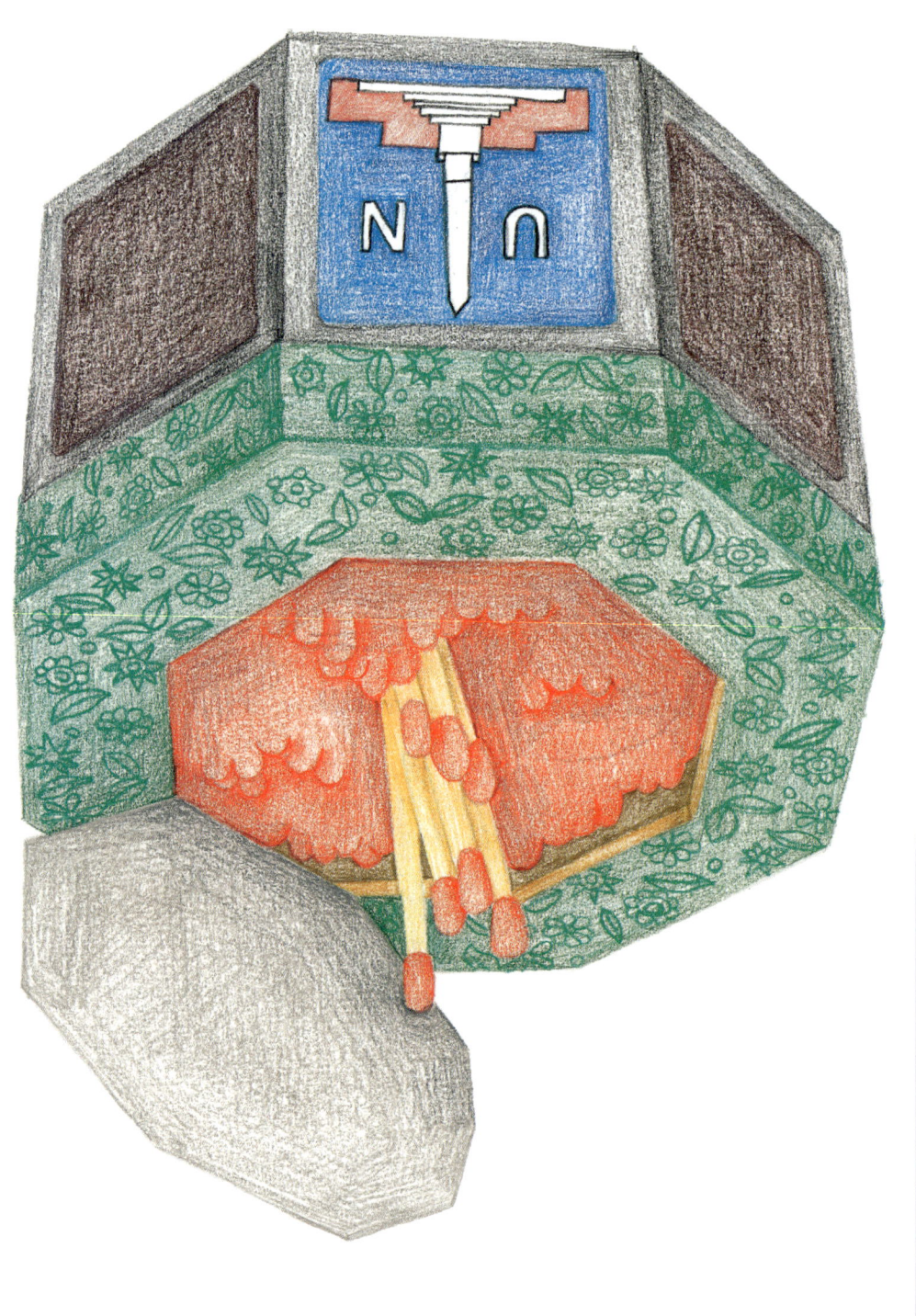

불씨 살리기

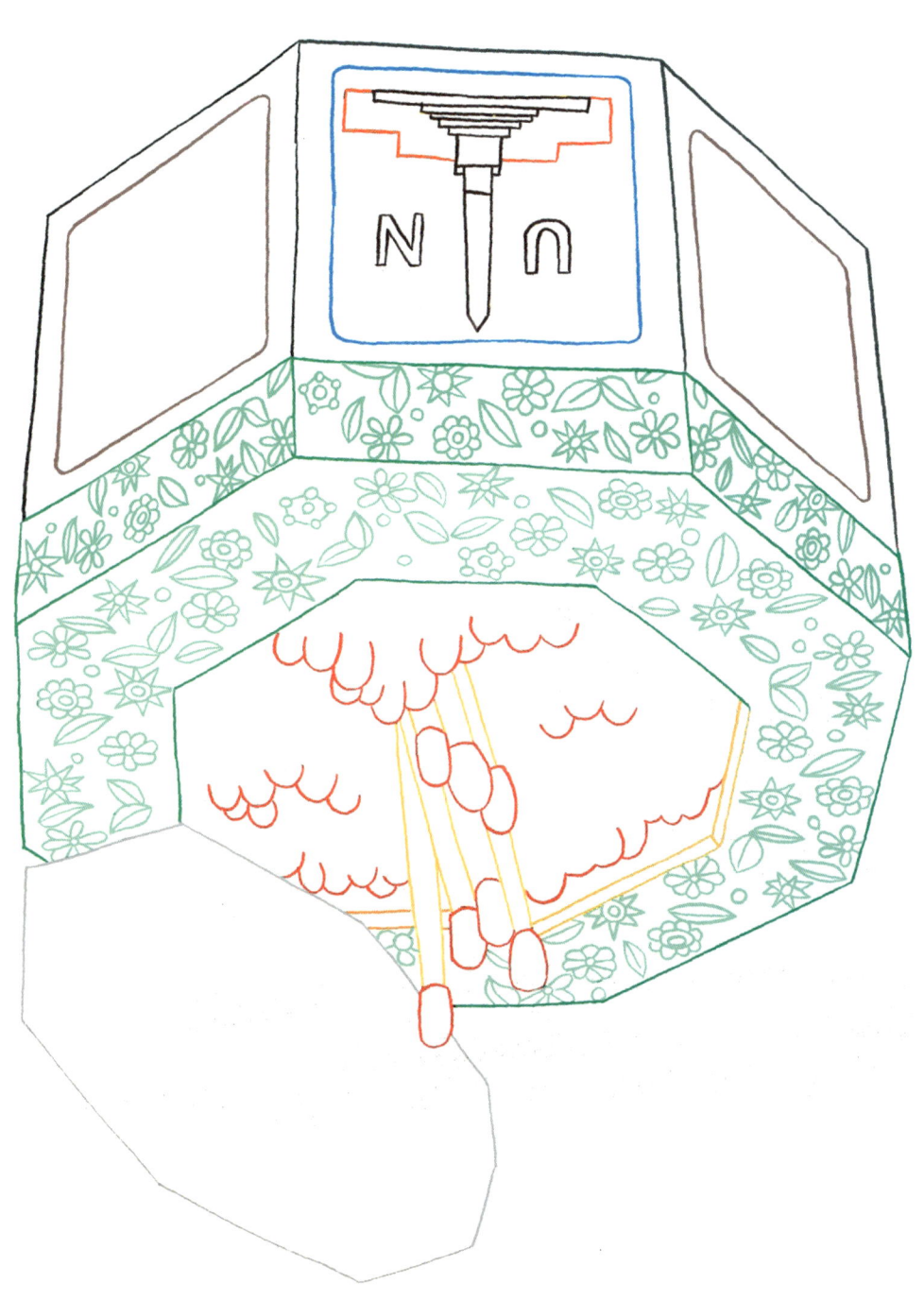

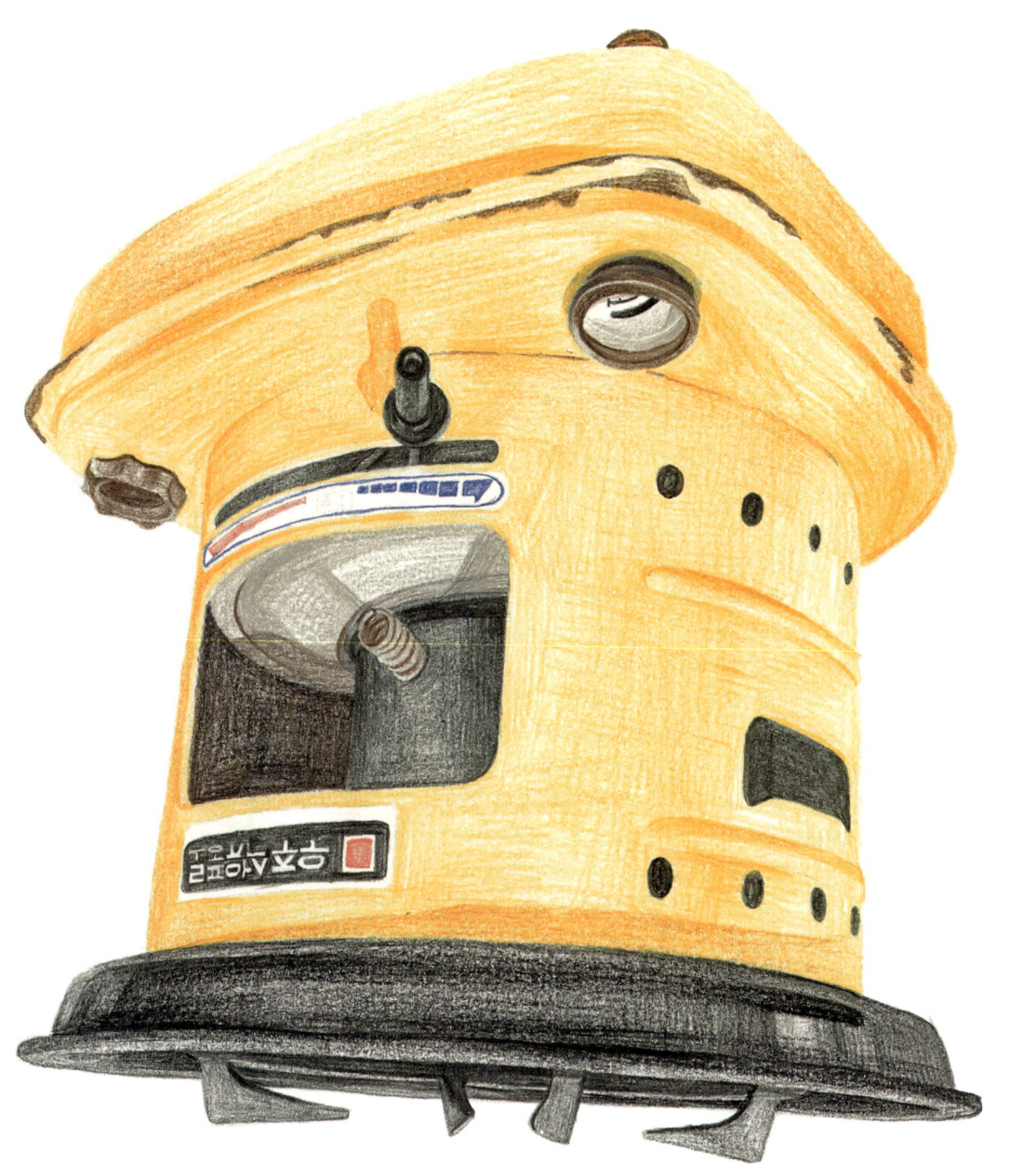

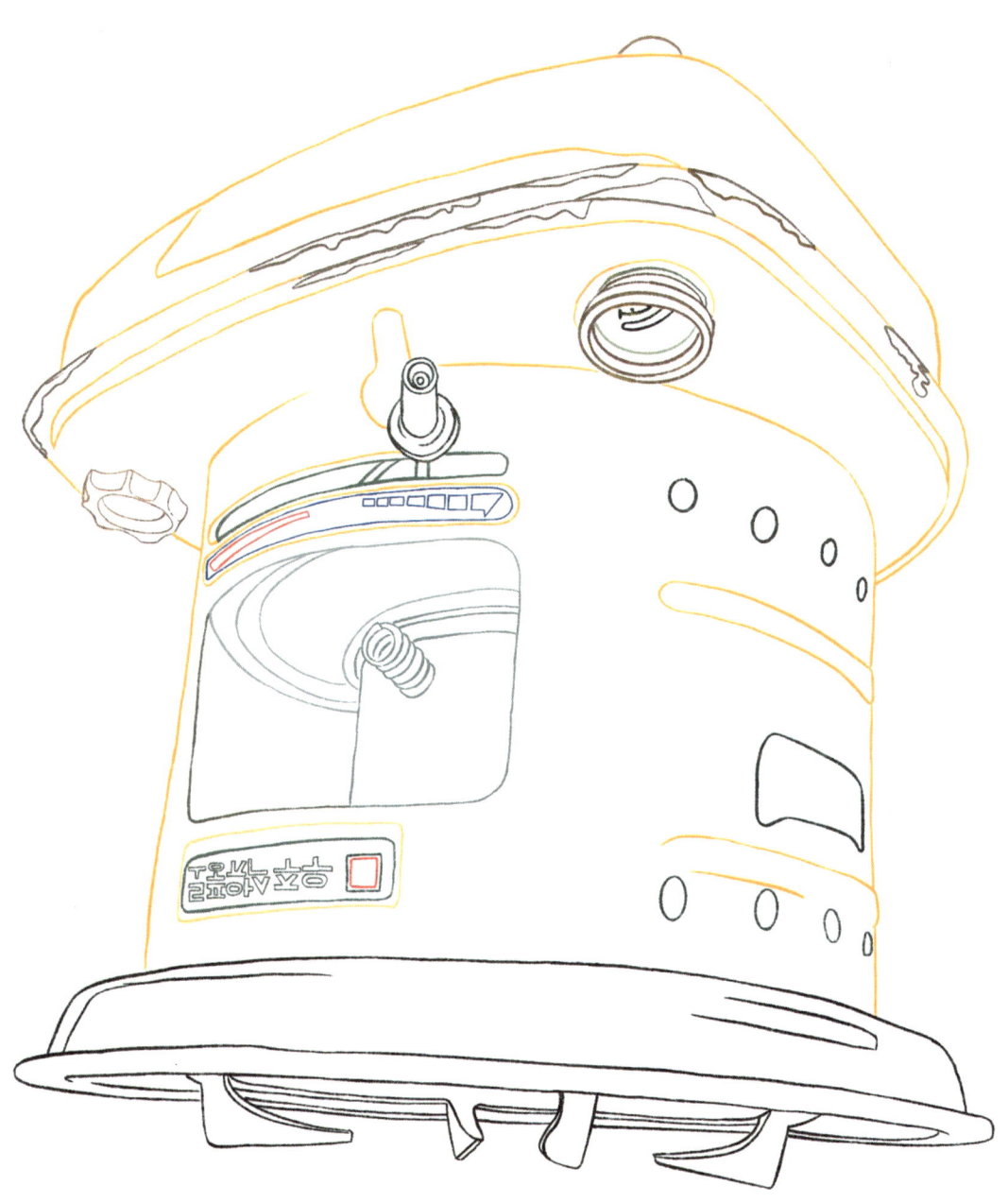

기억력과 집중력을 키우는 추억의 물건 찾기

그림이 나타내는 추억의 물건 이름을 적어보세요.

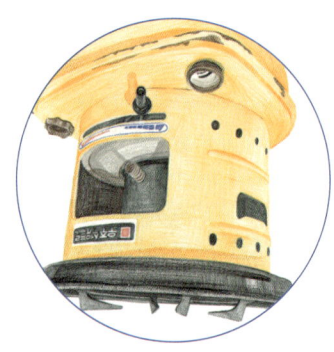
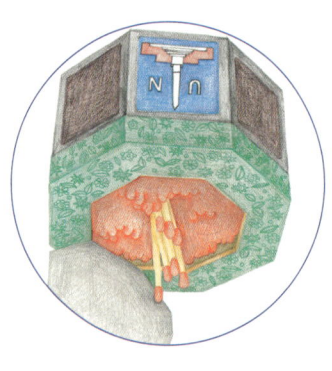
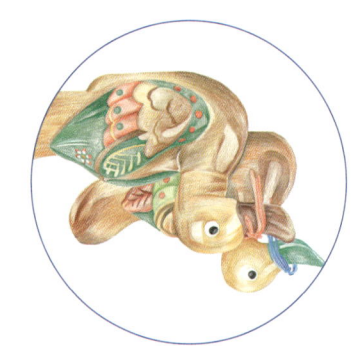

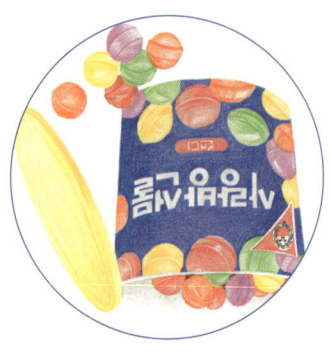
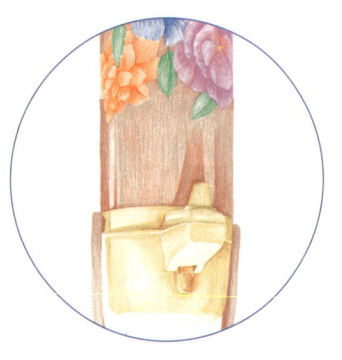
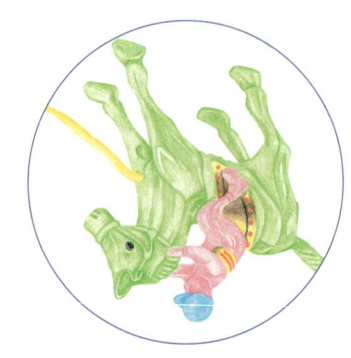

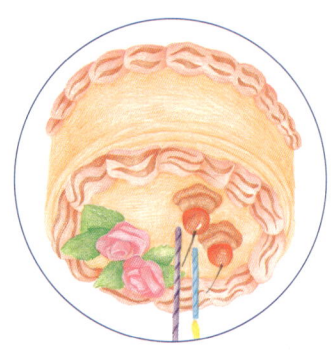
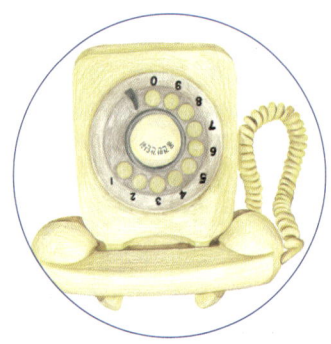
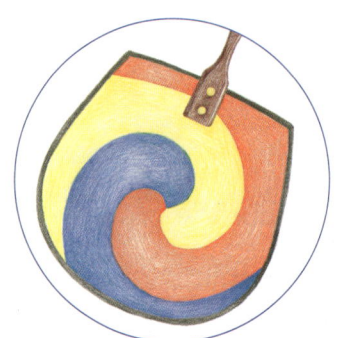

34

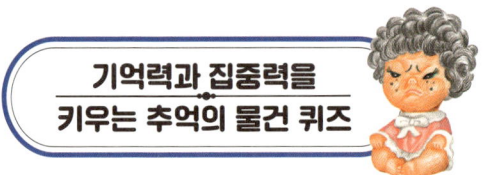

기억력과 집중력을
키우는 추억의 물건 퀴즈

생일 케이크에 자신의 나이만큼 초를 그려보세요!
몇 개를 그렸는지 적어보세요.

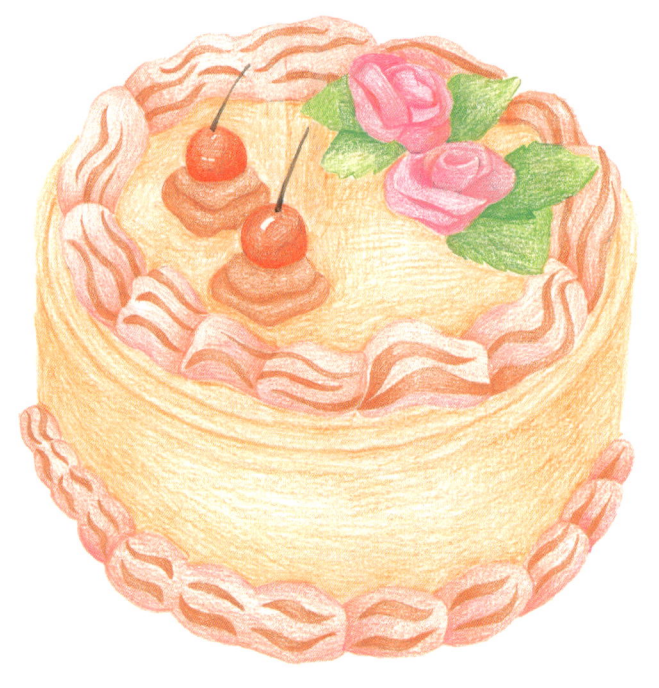

기억력과 집중력을 키우는 추억의 물건 퀴즈

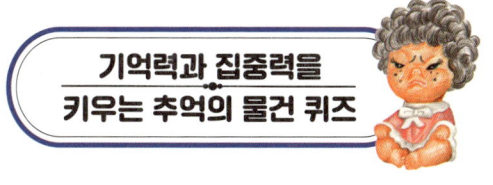

알록달록 색도 다르고 맛도 다른 알사탕을 찾아가 보세요.

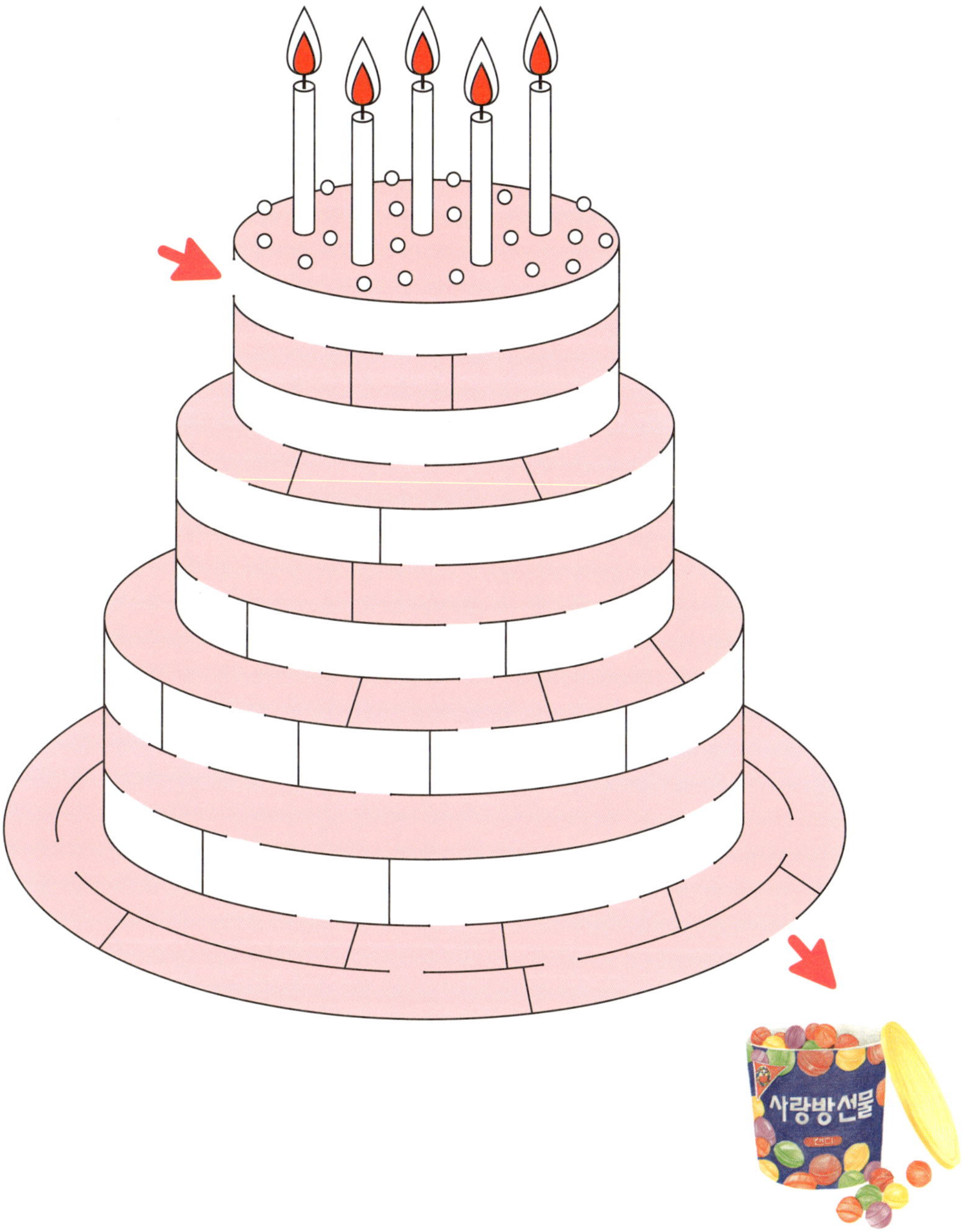

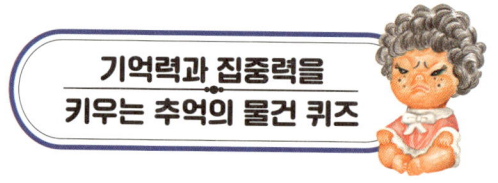

기억력과 집중력을
키우는 추억의 물건 퀴즈

2개의 그림을 자세히 살펴본 다음, 왼쪽 그림과 다른 3개를 찾아
오른쪽 그림에 동그라미 해보세요.

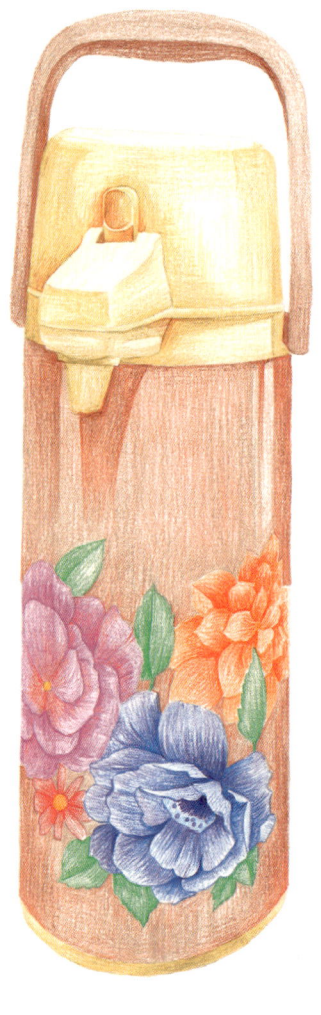
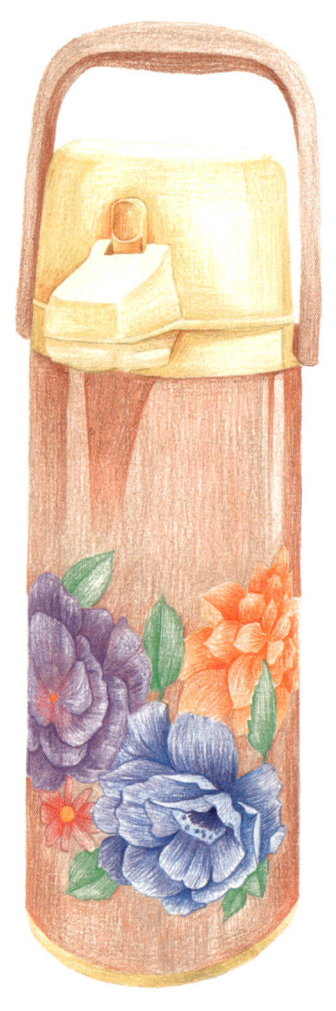

37

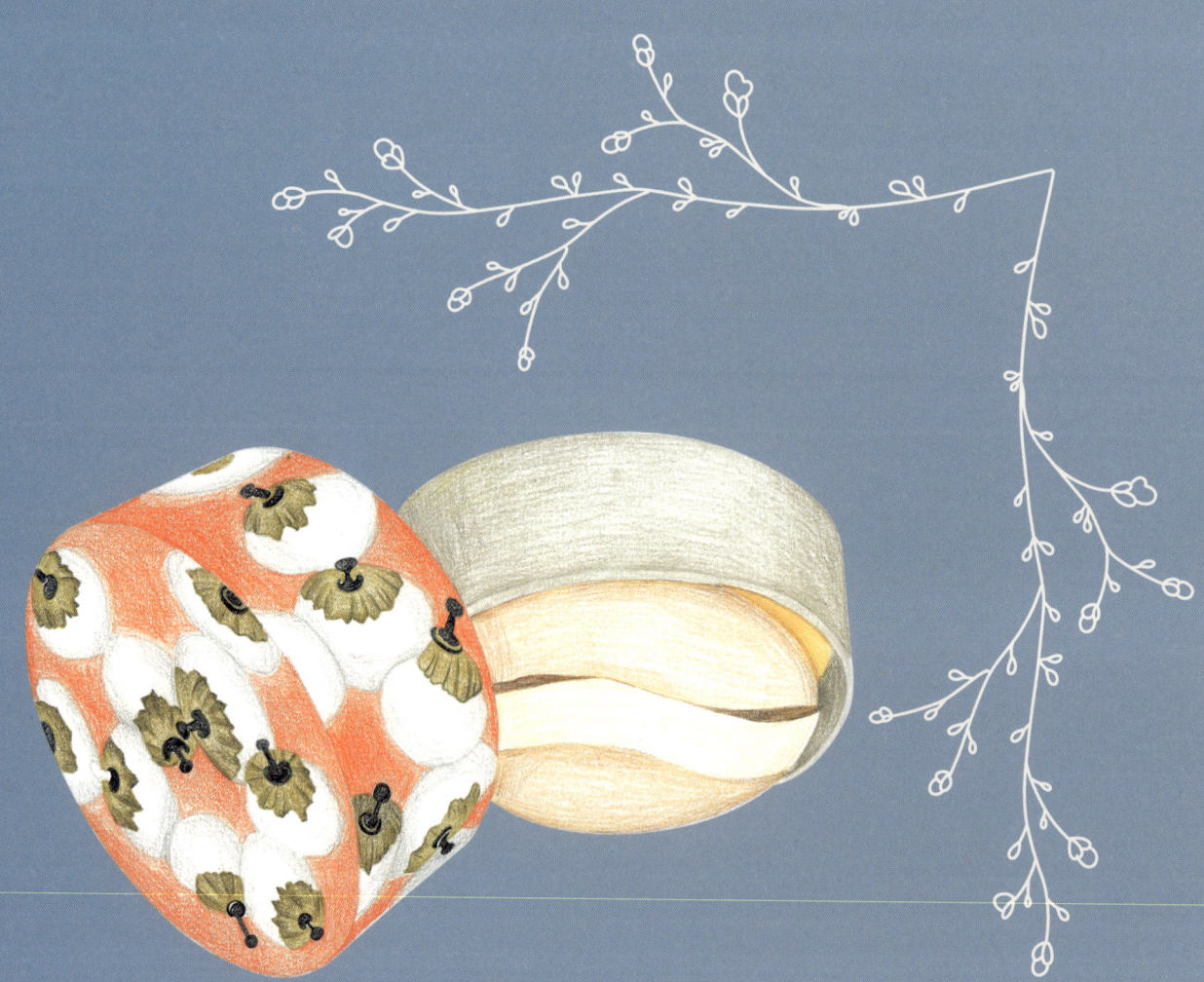

우리 맘시 달콤
보들글진 둘들흔에진
녹음에 둘둘둘
밝에 둘둘둘,
밤밤 문주히
곰들이 떼매인 기구로

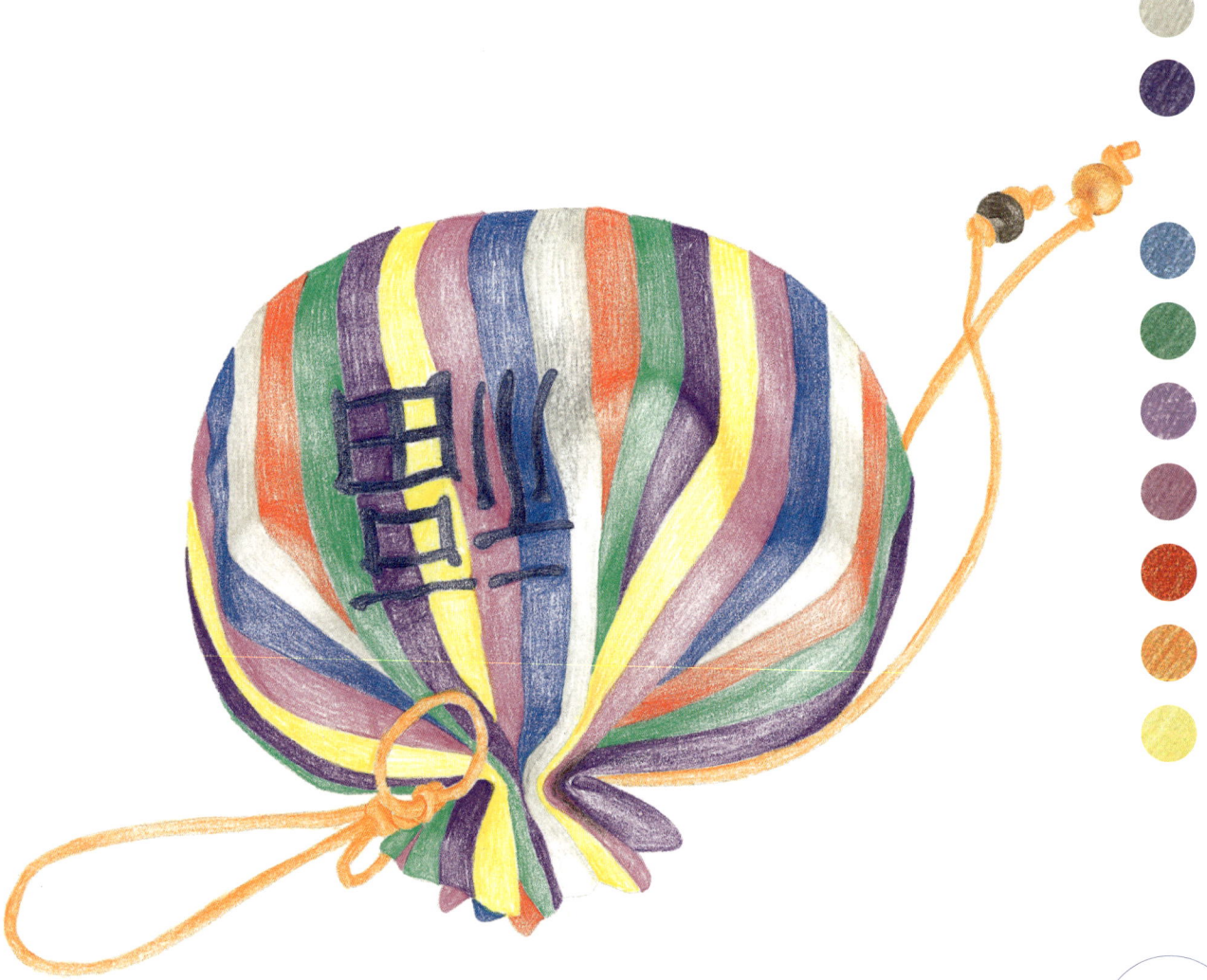

두루주머니

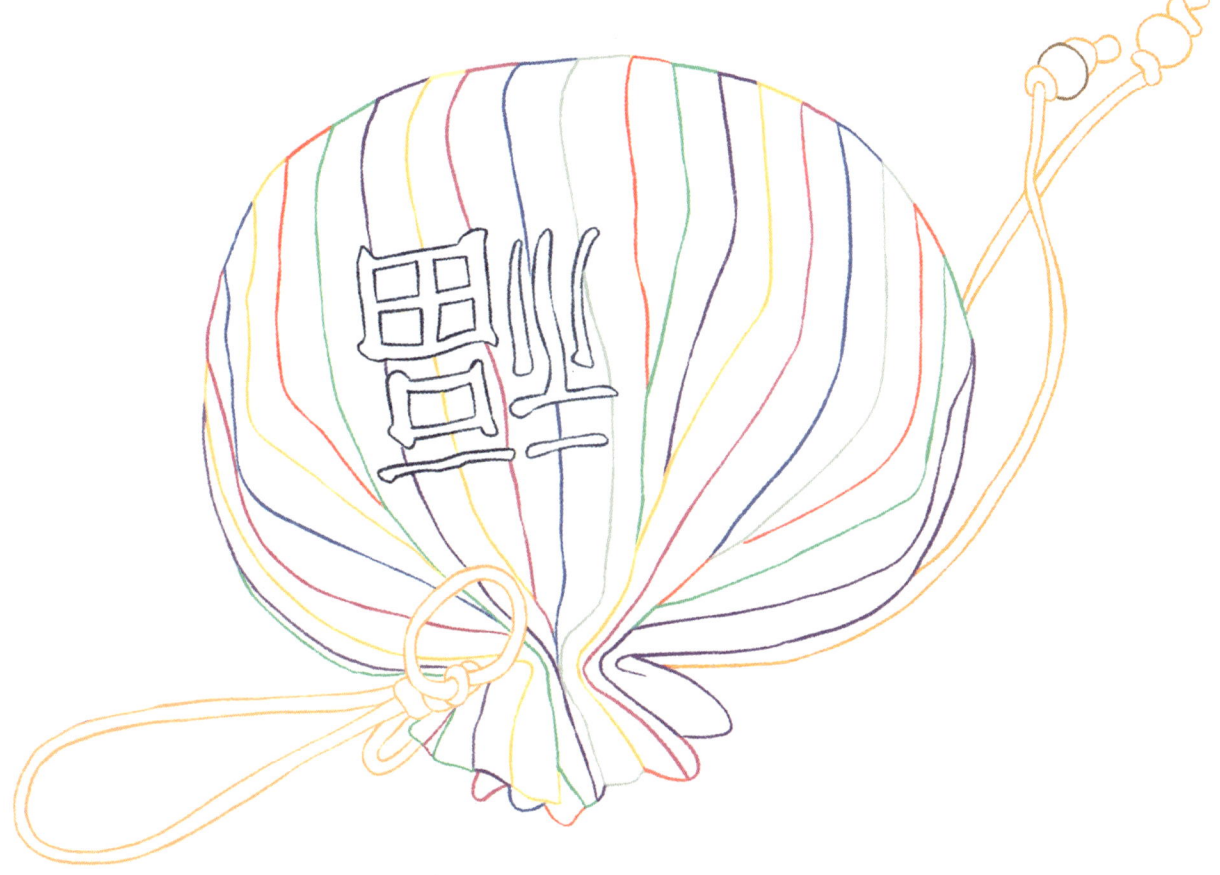

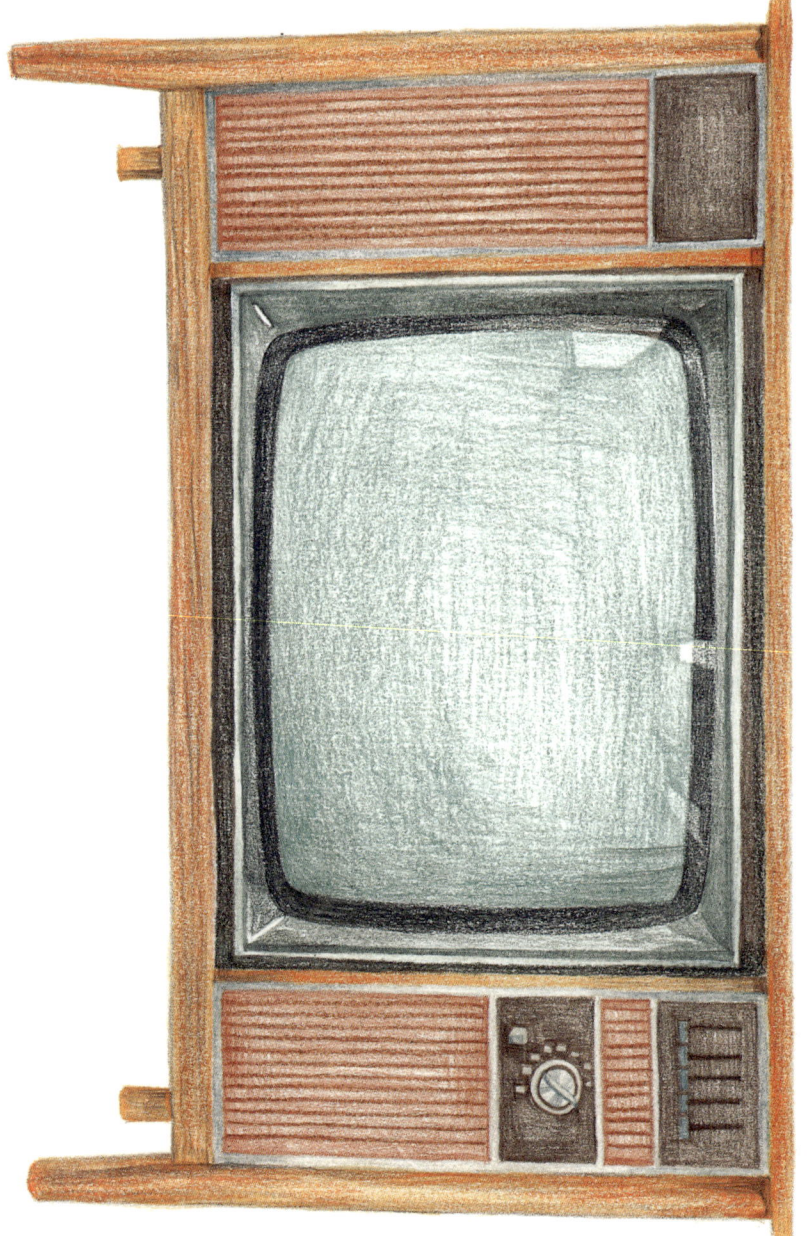

43

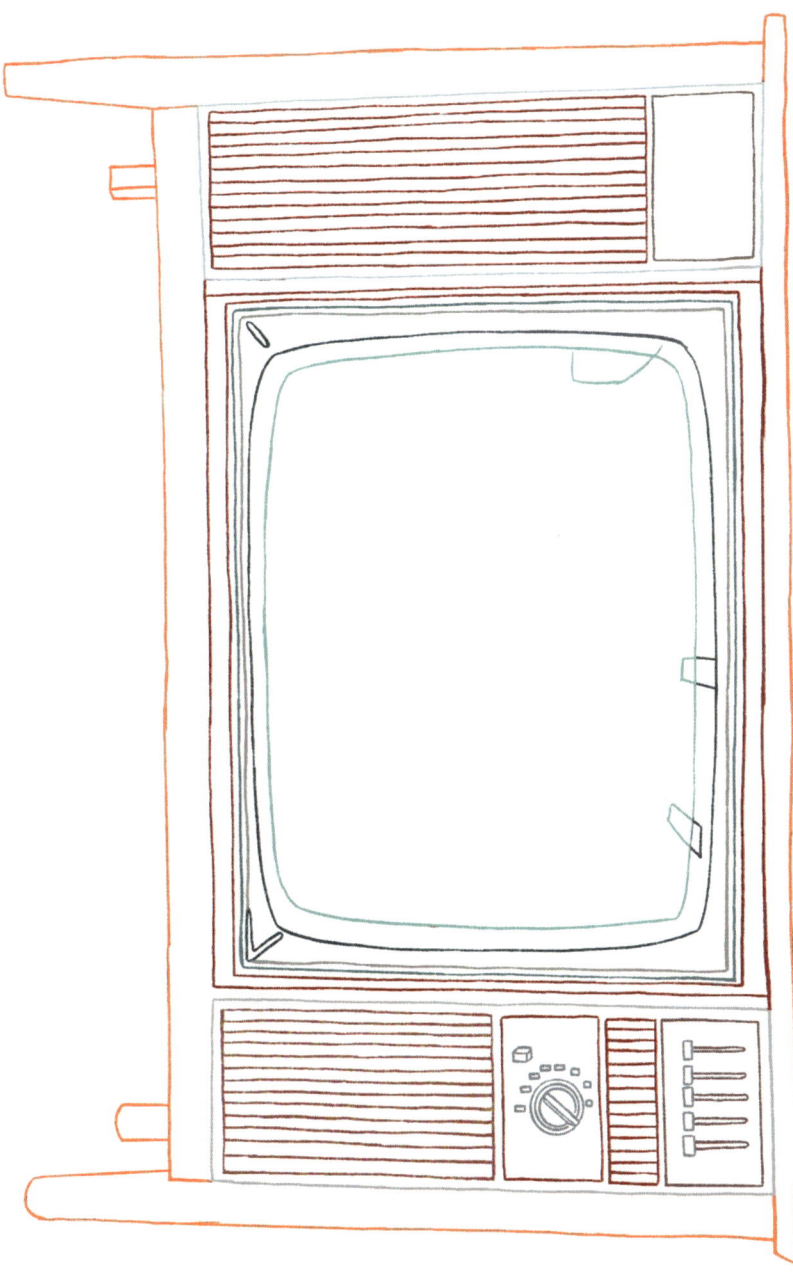

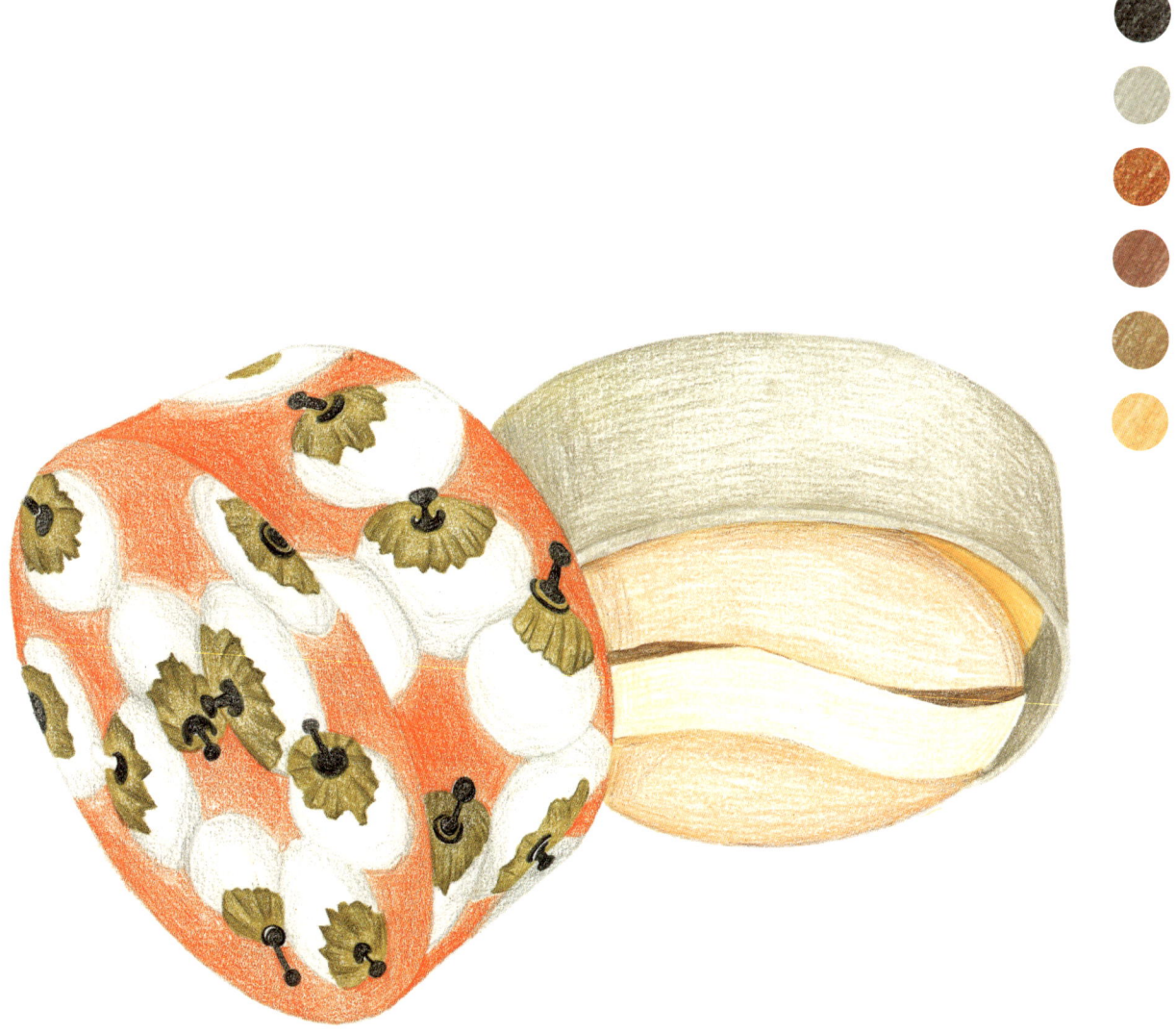

울곰

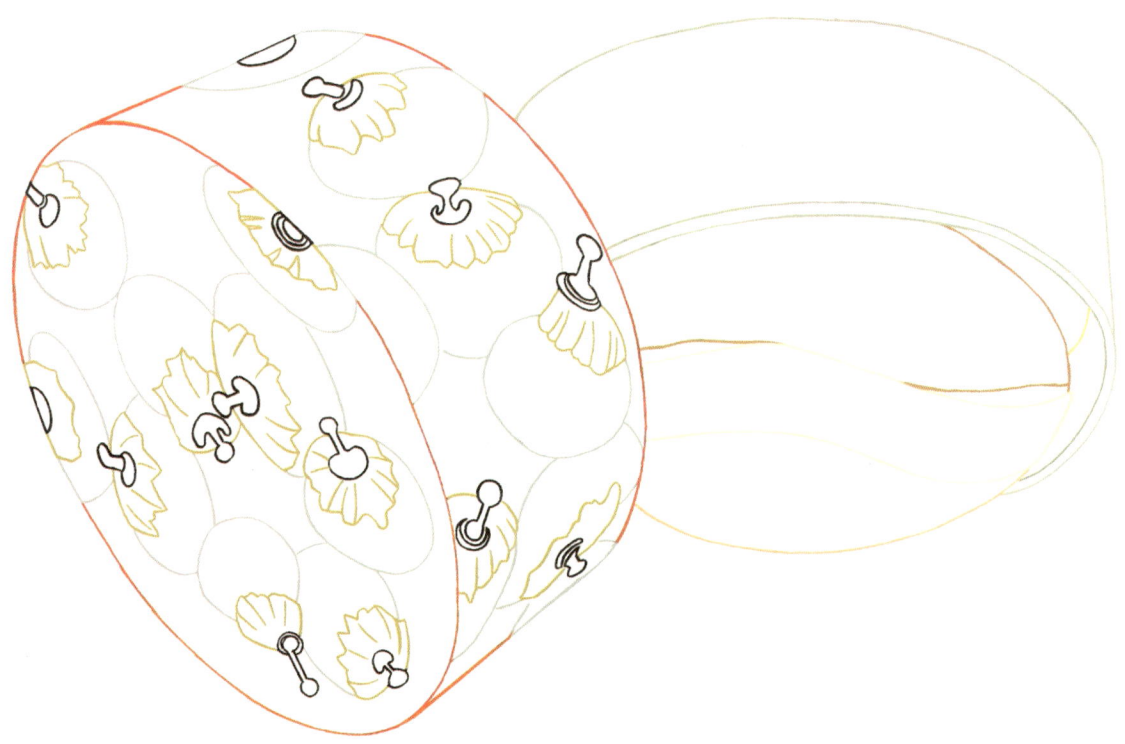

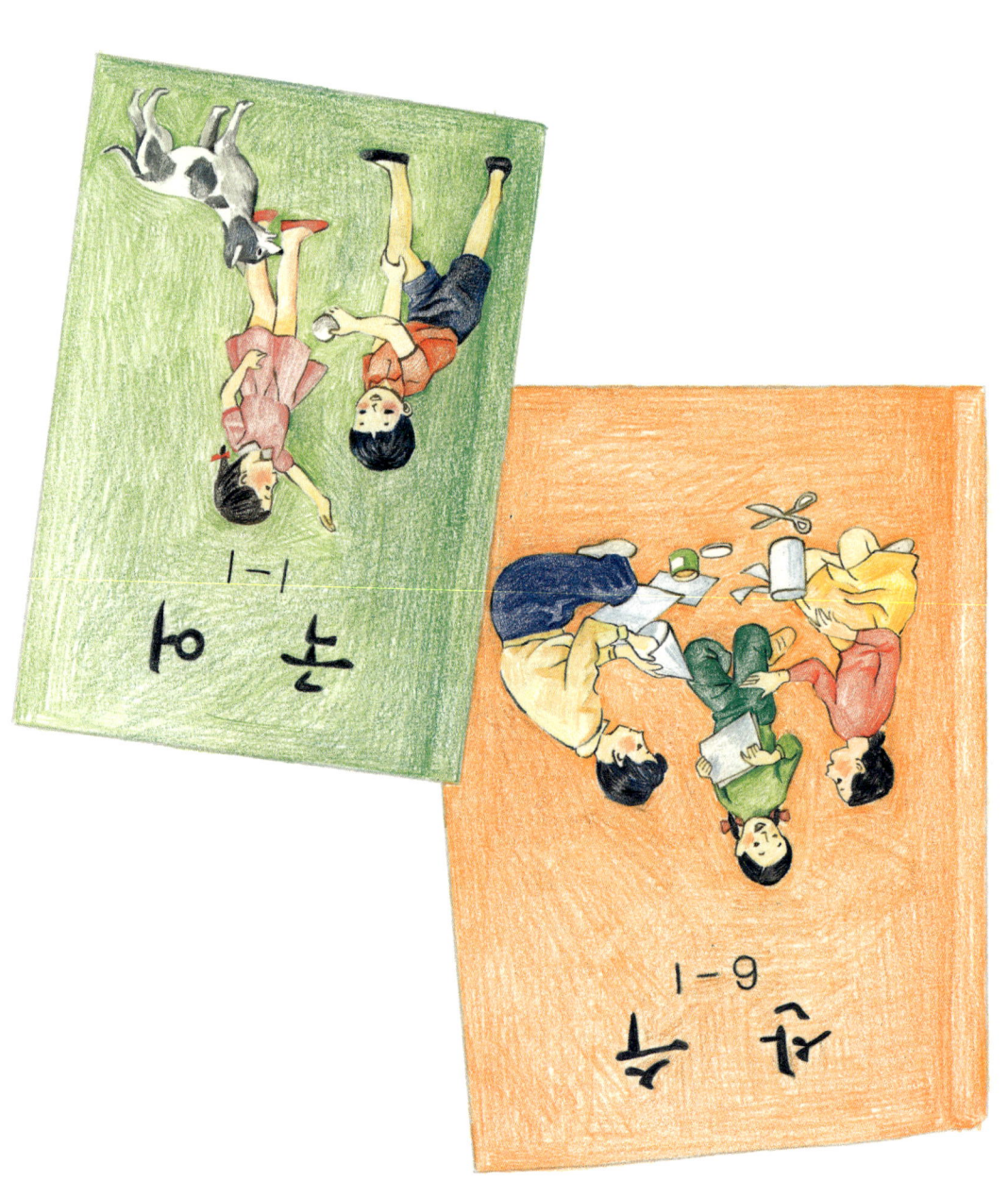

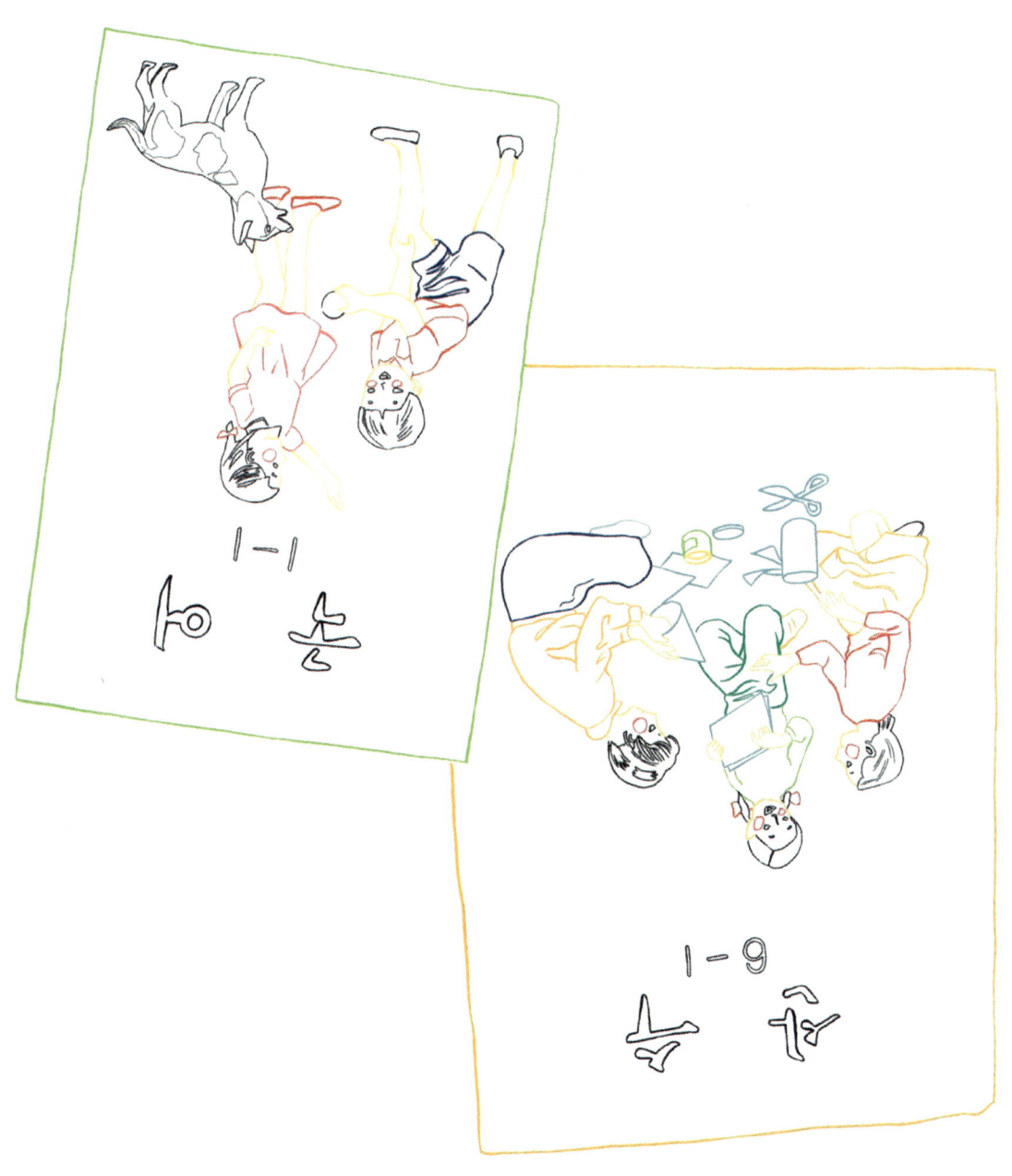

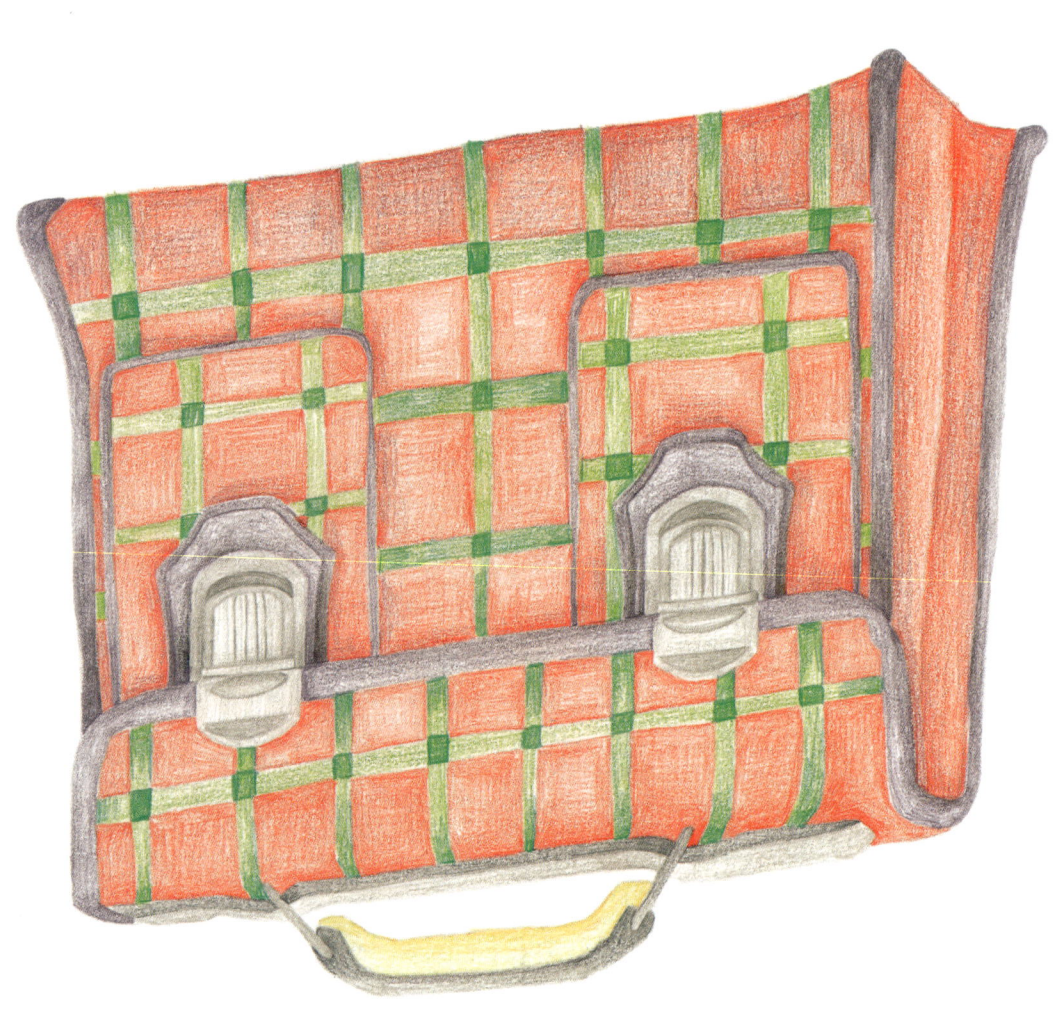

책가방

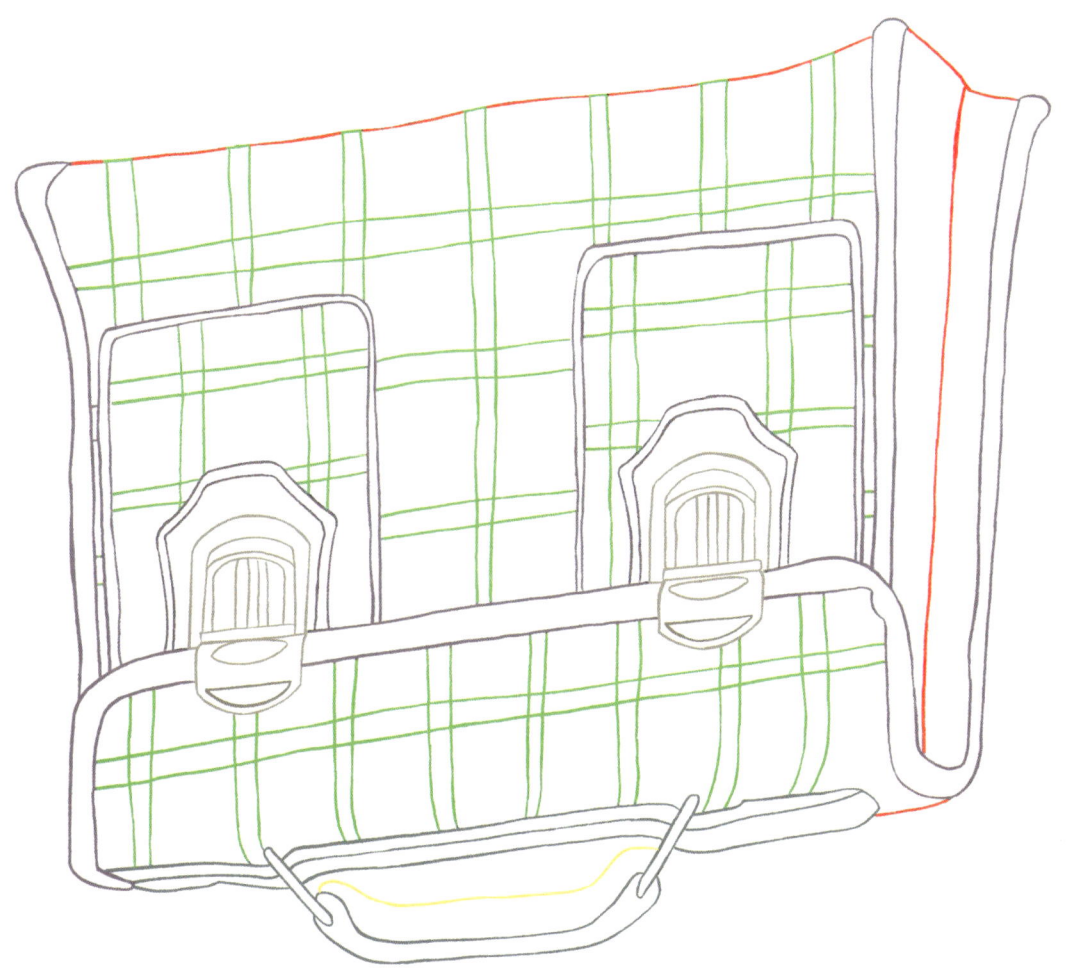

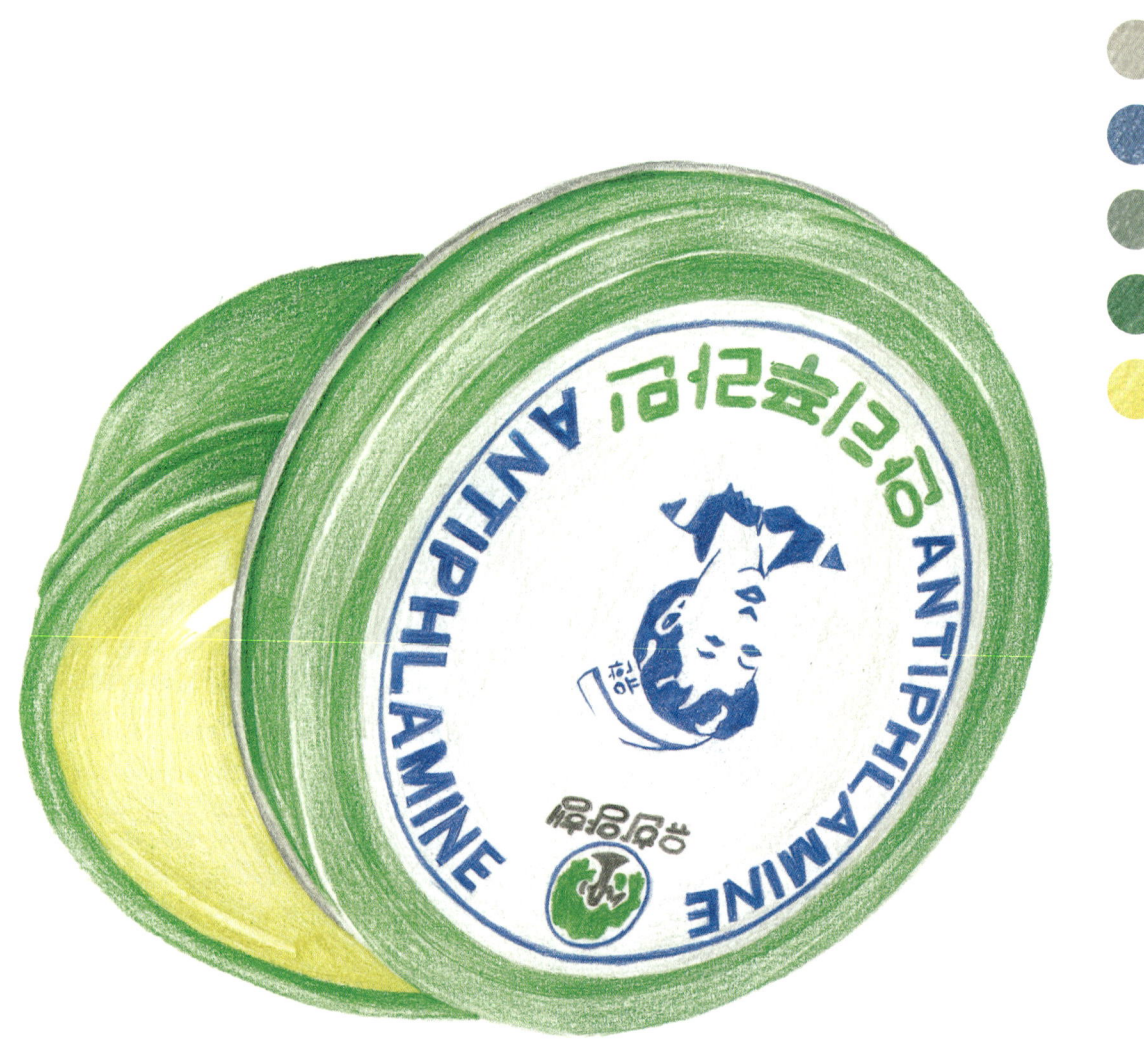

안티푸라민

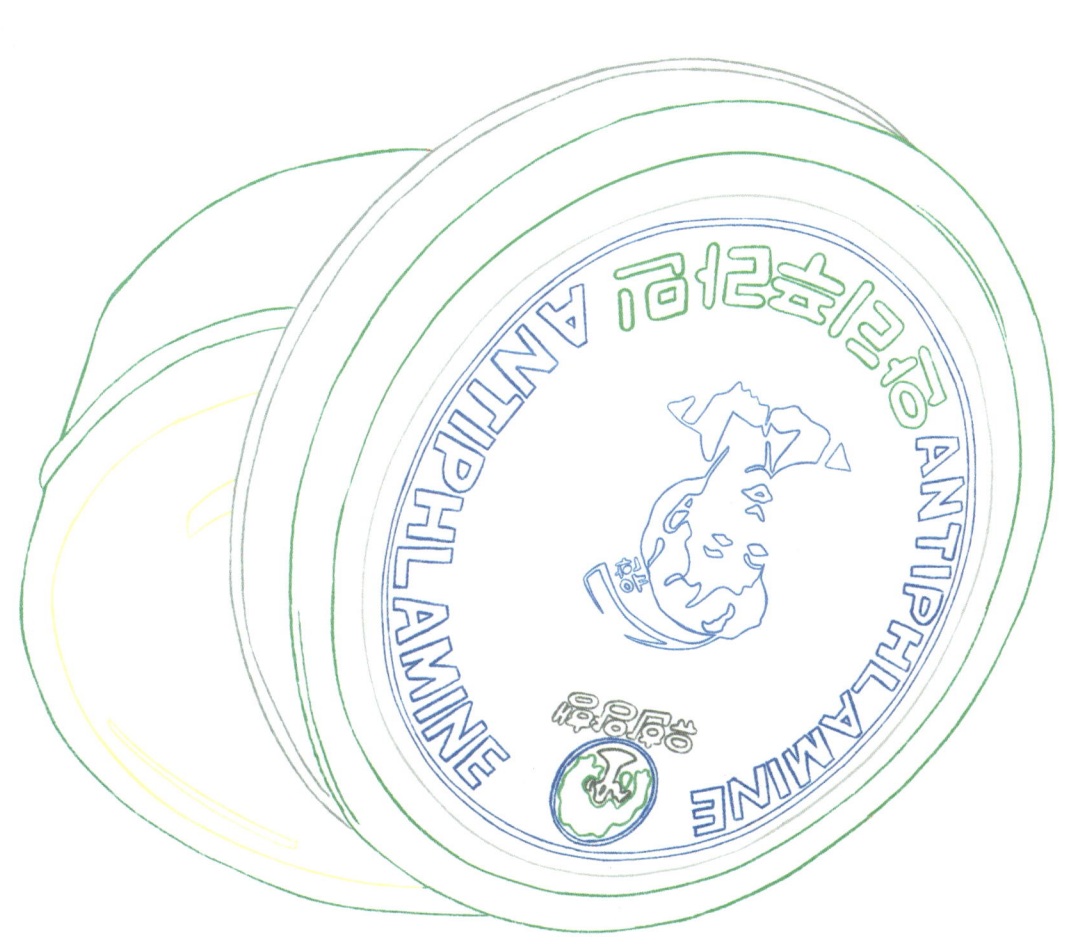

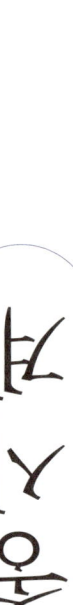

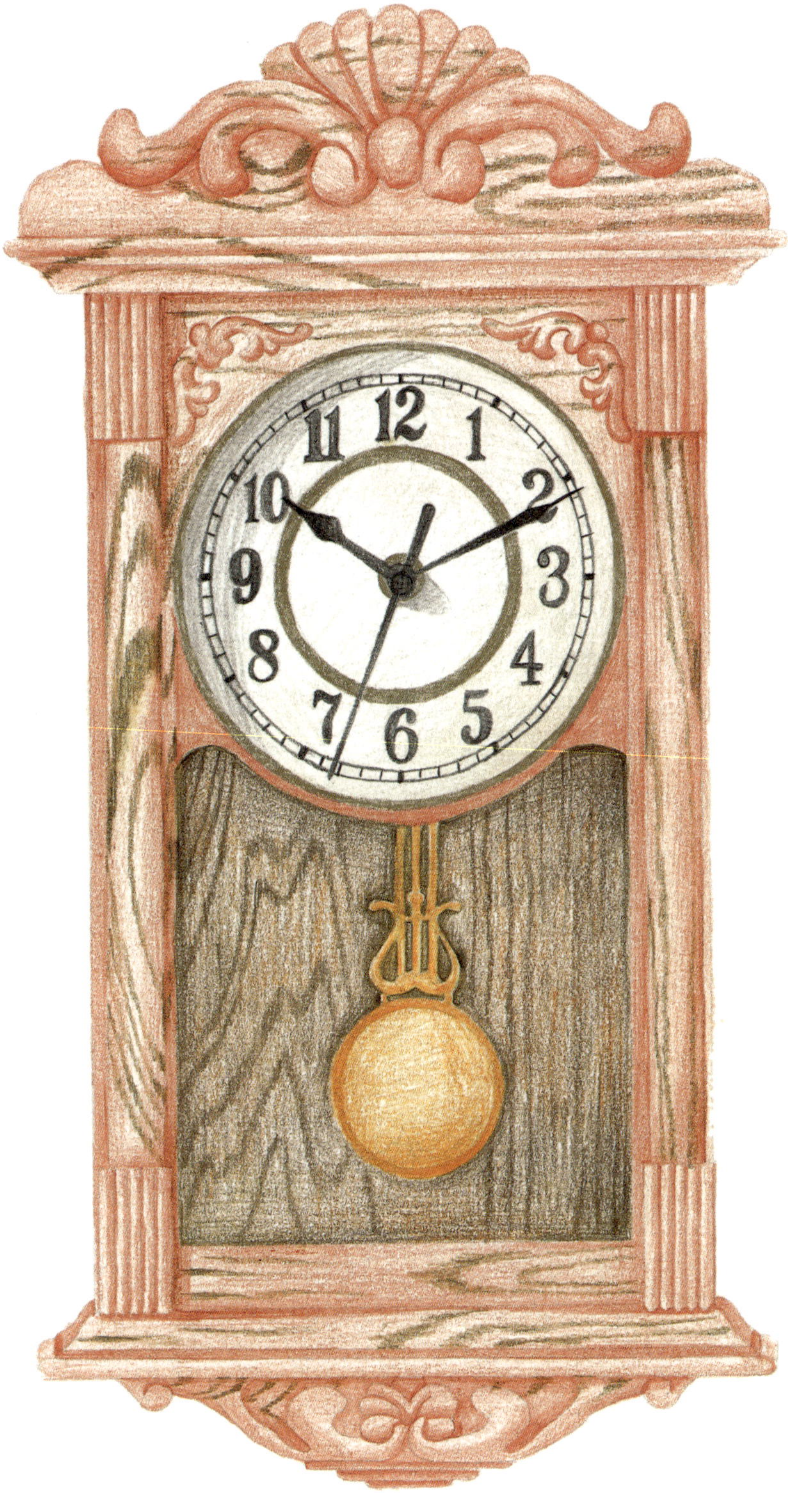

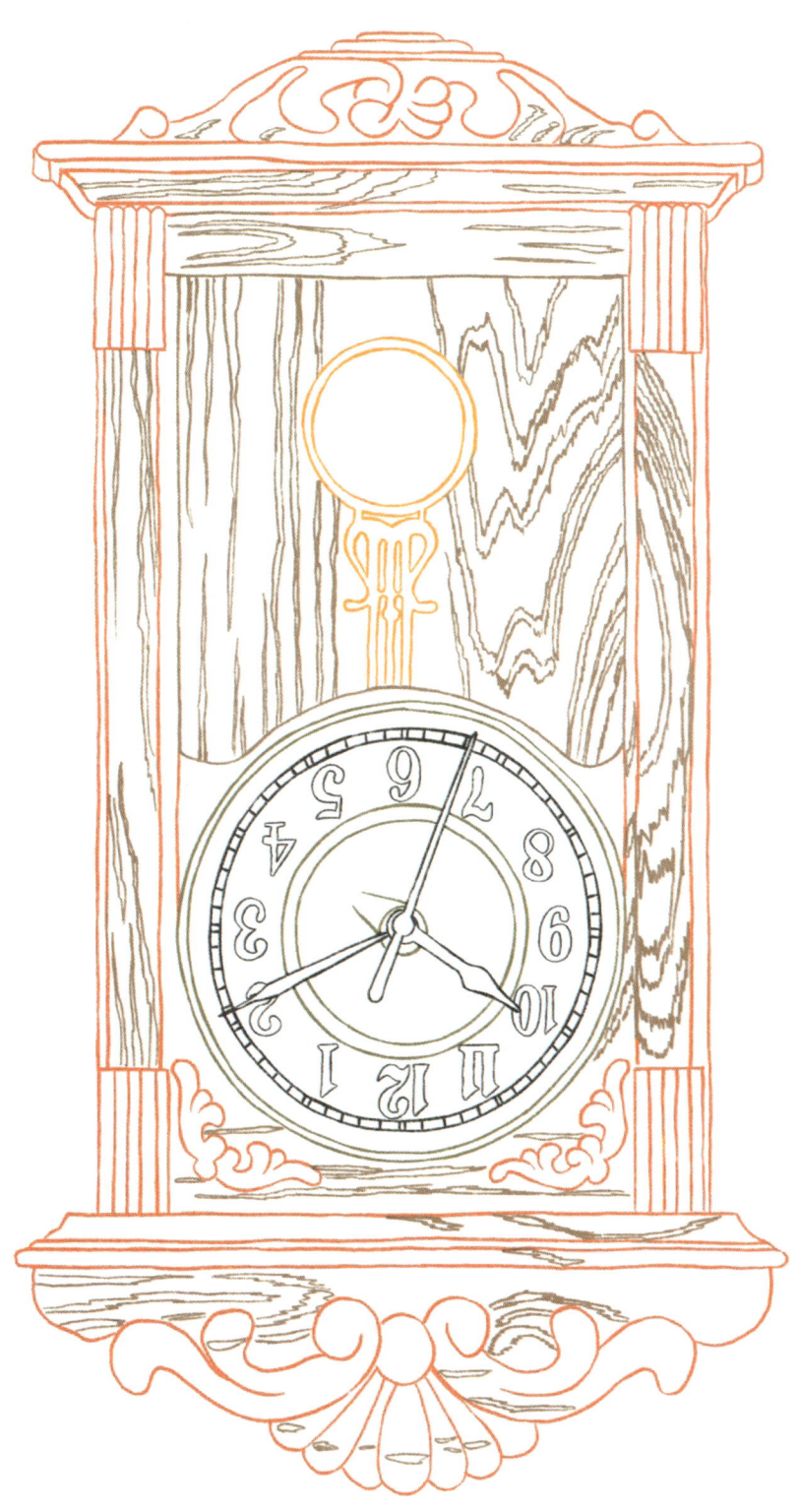

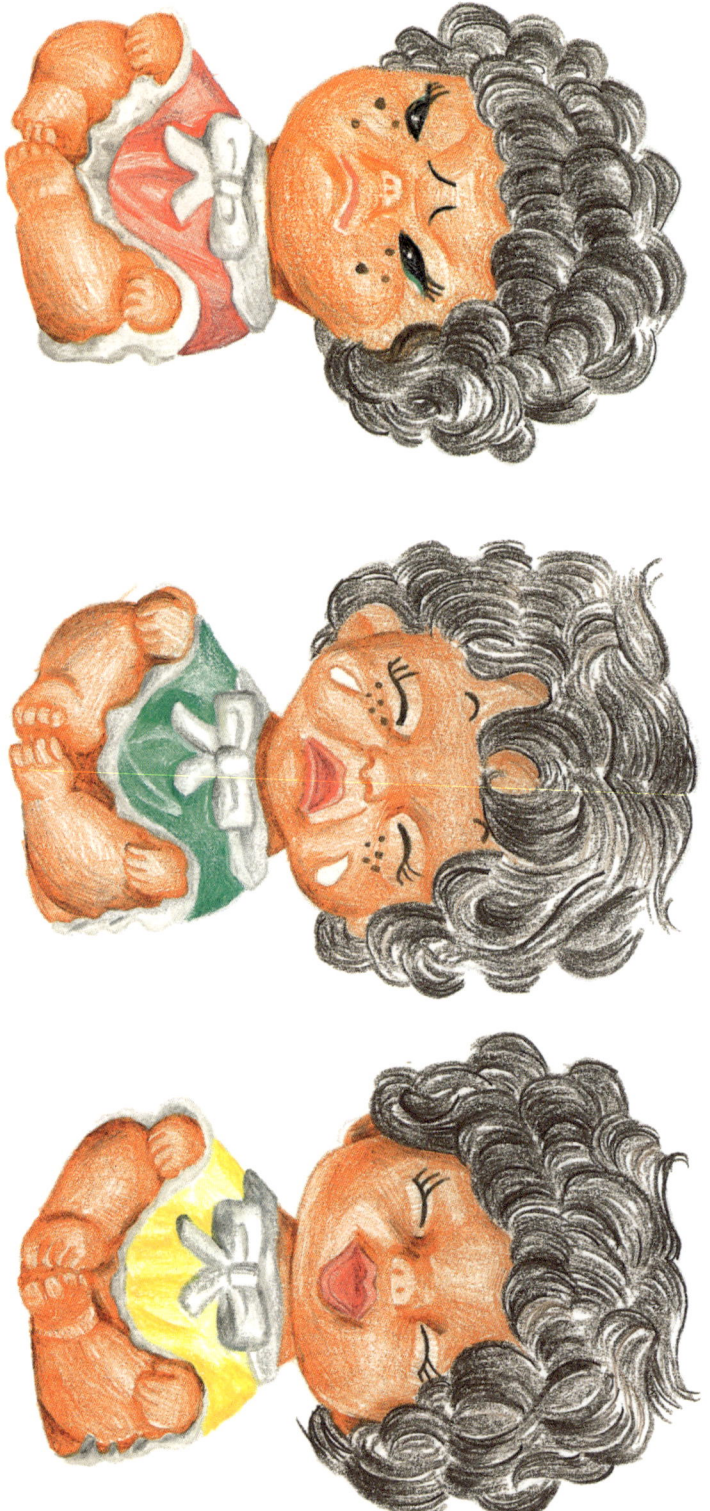

감정이 얼굴

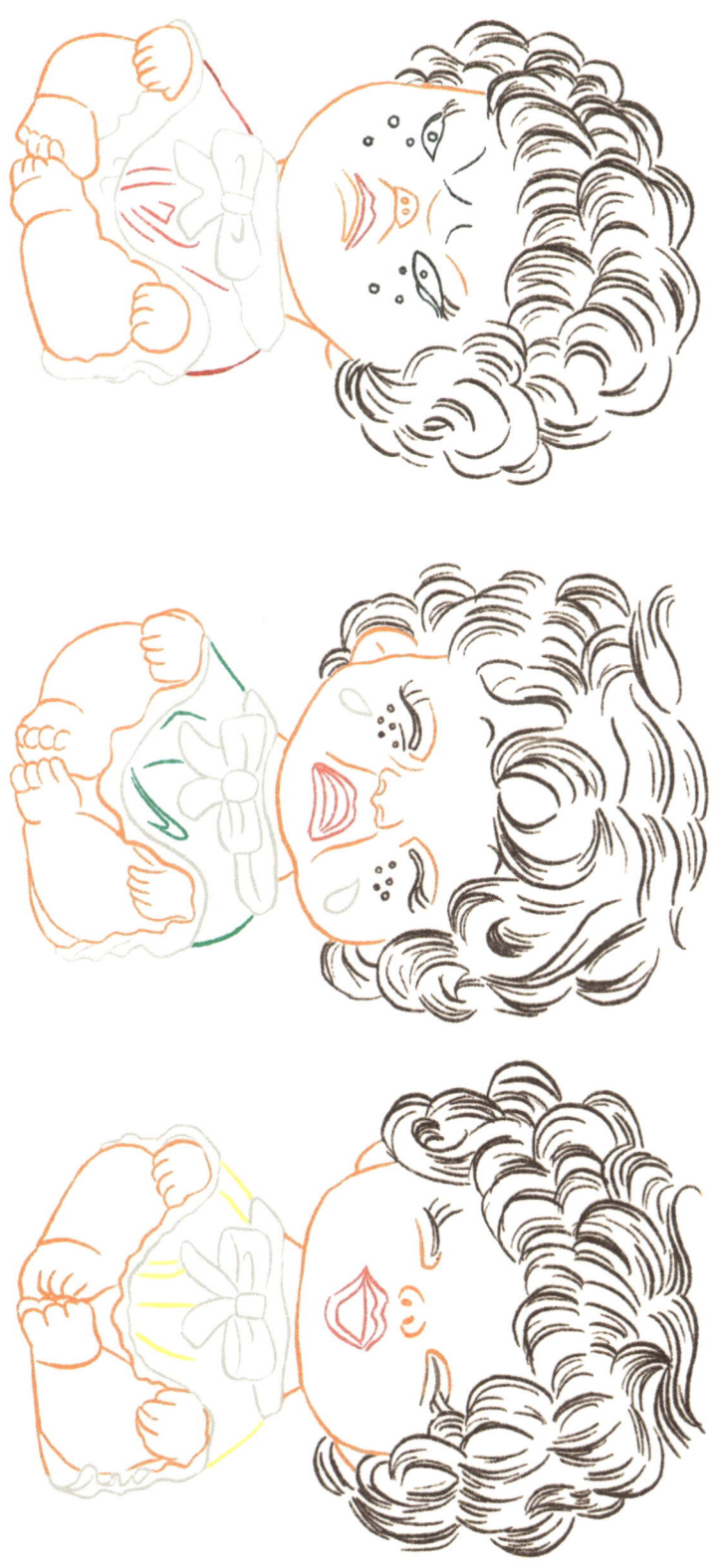

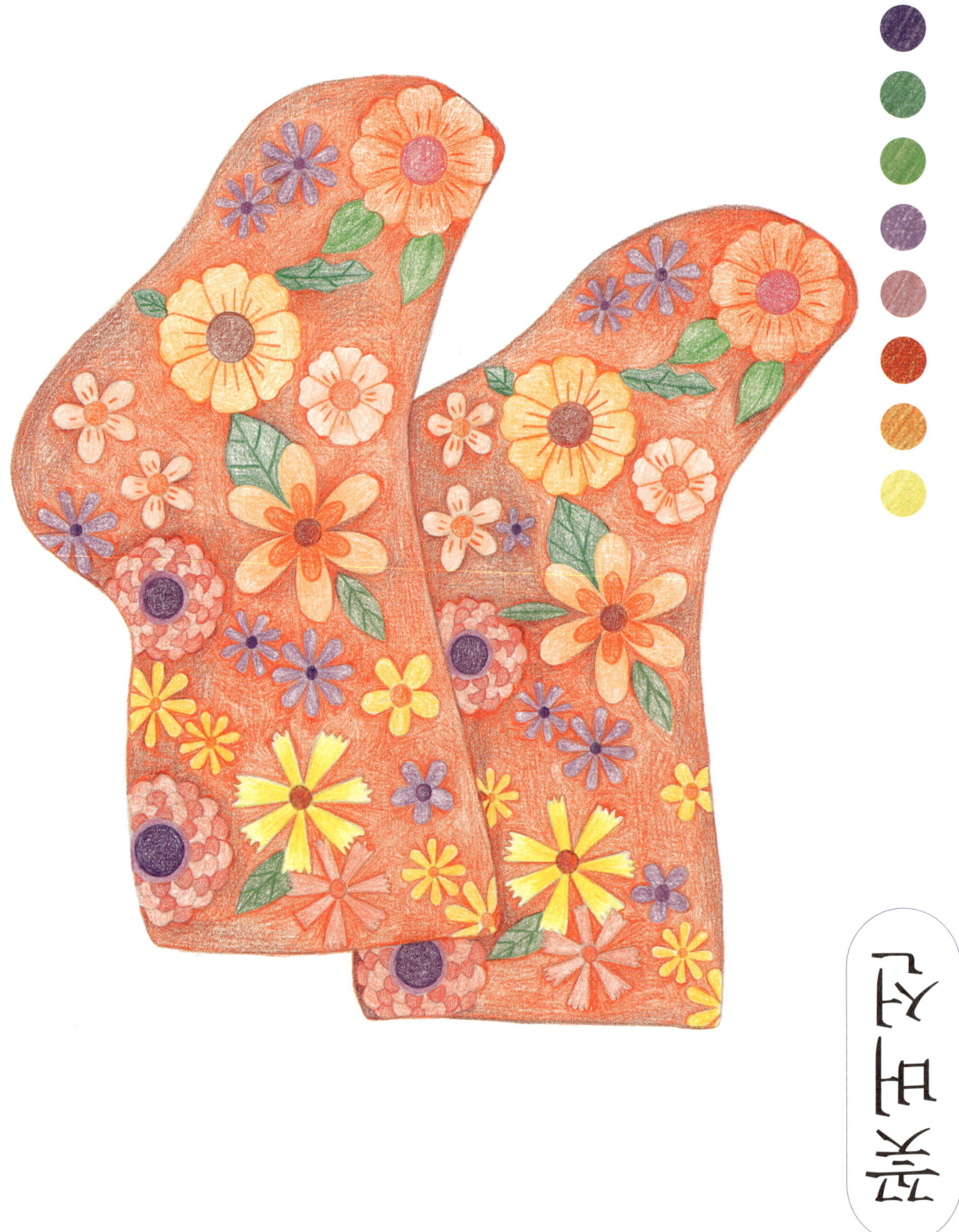

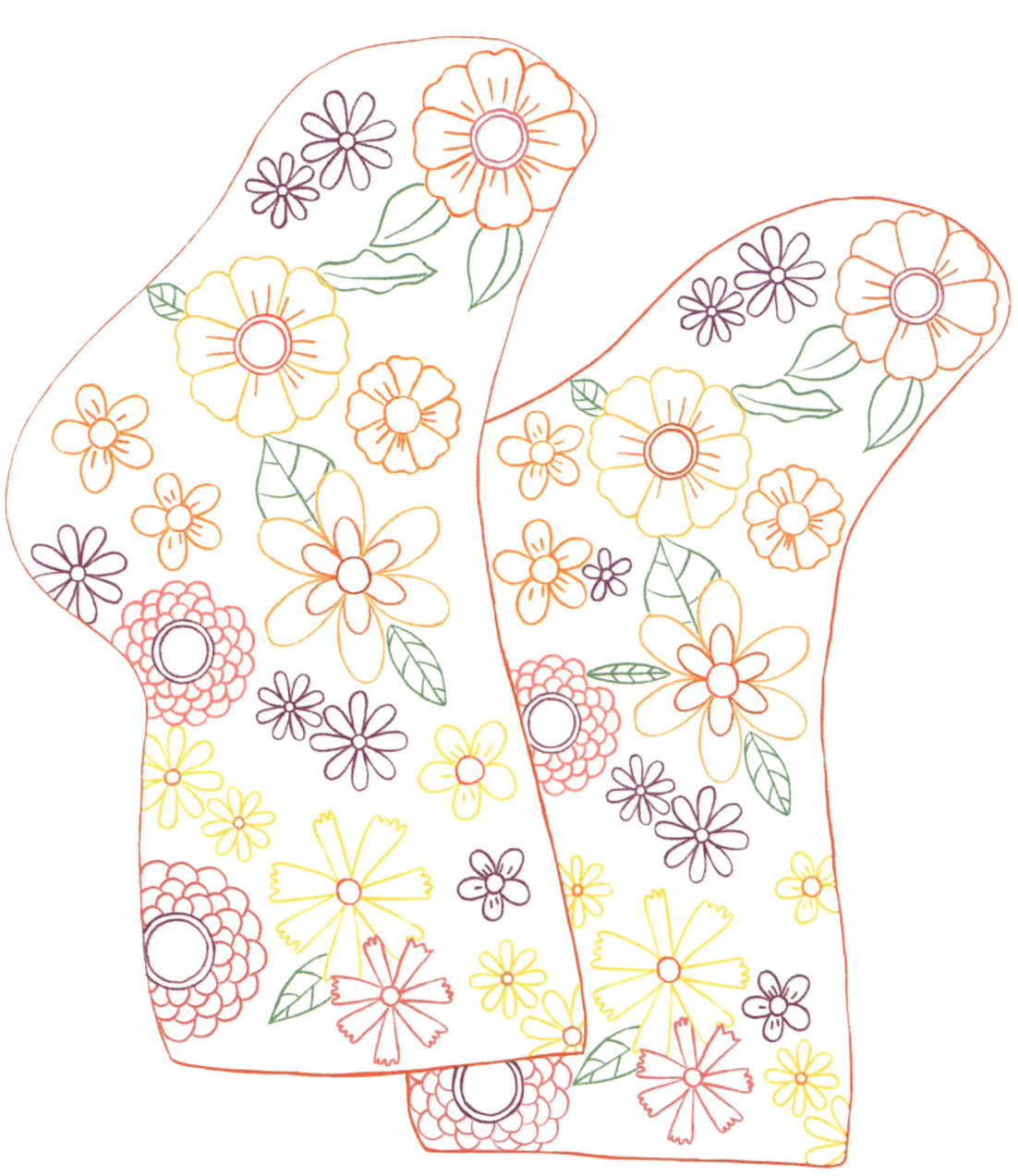

기억력과 집중력 향상
하나는 추억의 물건 찾기 카드

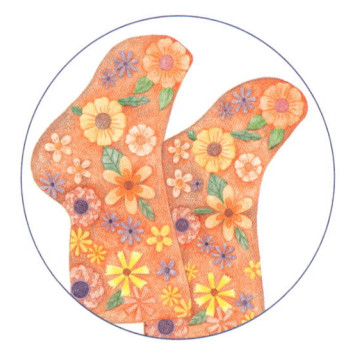
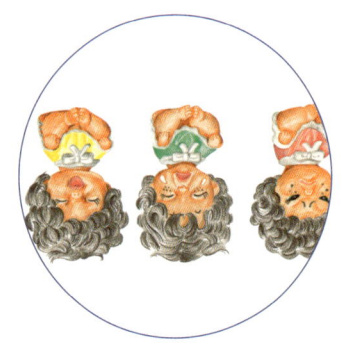
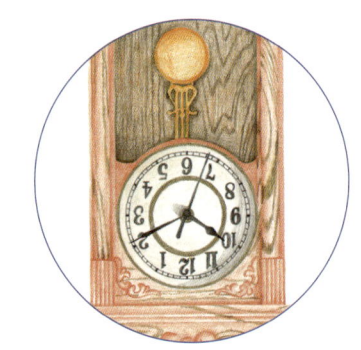
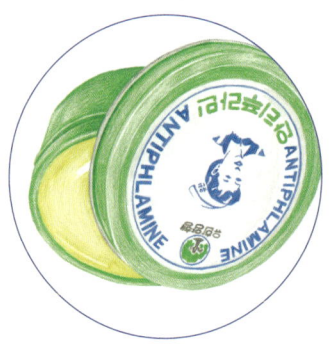
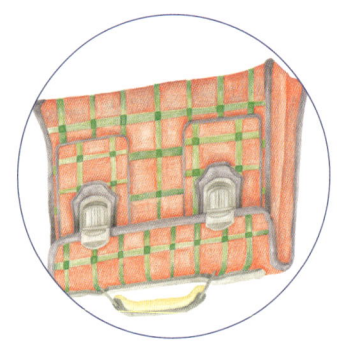
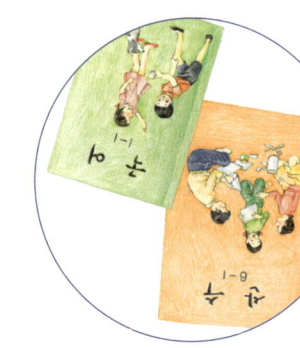
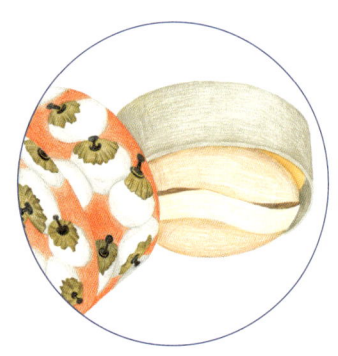
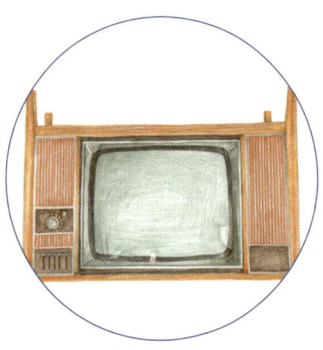
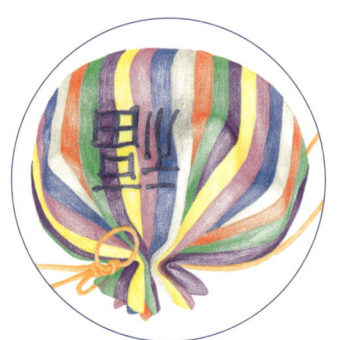

그림이 나타내는 추억의 물건 이름을 적어보세요.

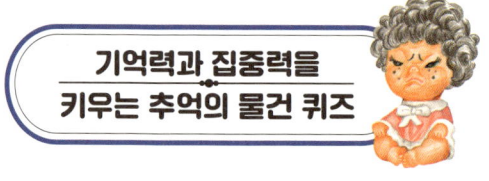

기억력과 집중력을 키우는 추억의 물건 퀴즈

시곗바늘을 보고 괘종이 몇 번 울릴지 적어보세요.

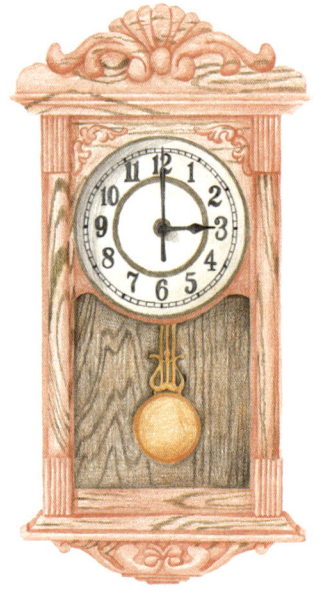 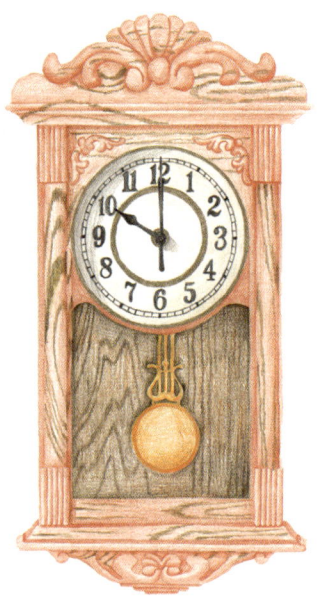

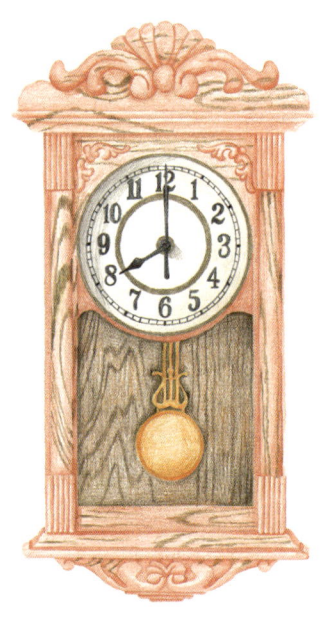 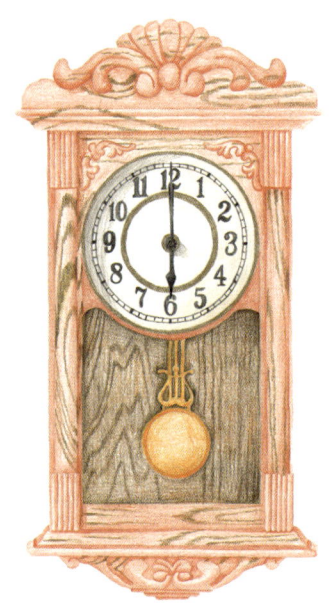

복(福)을 굴러들이는 복주머니를 찾아서세요.

기억력과 집중력이 좋아지는 옛 그림 미로 찾기

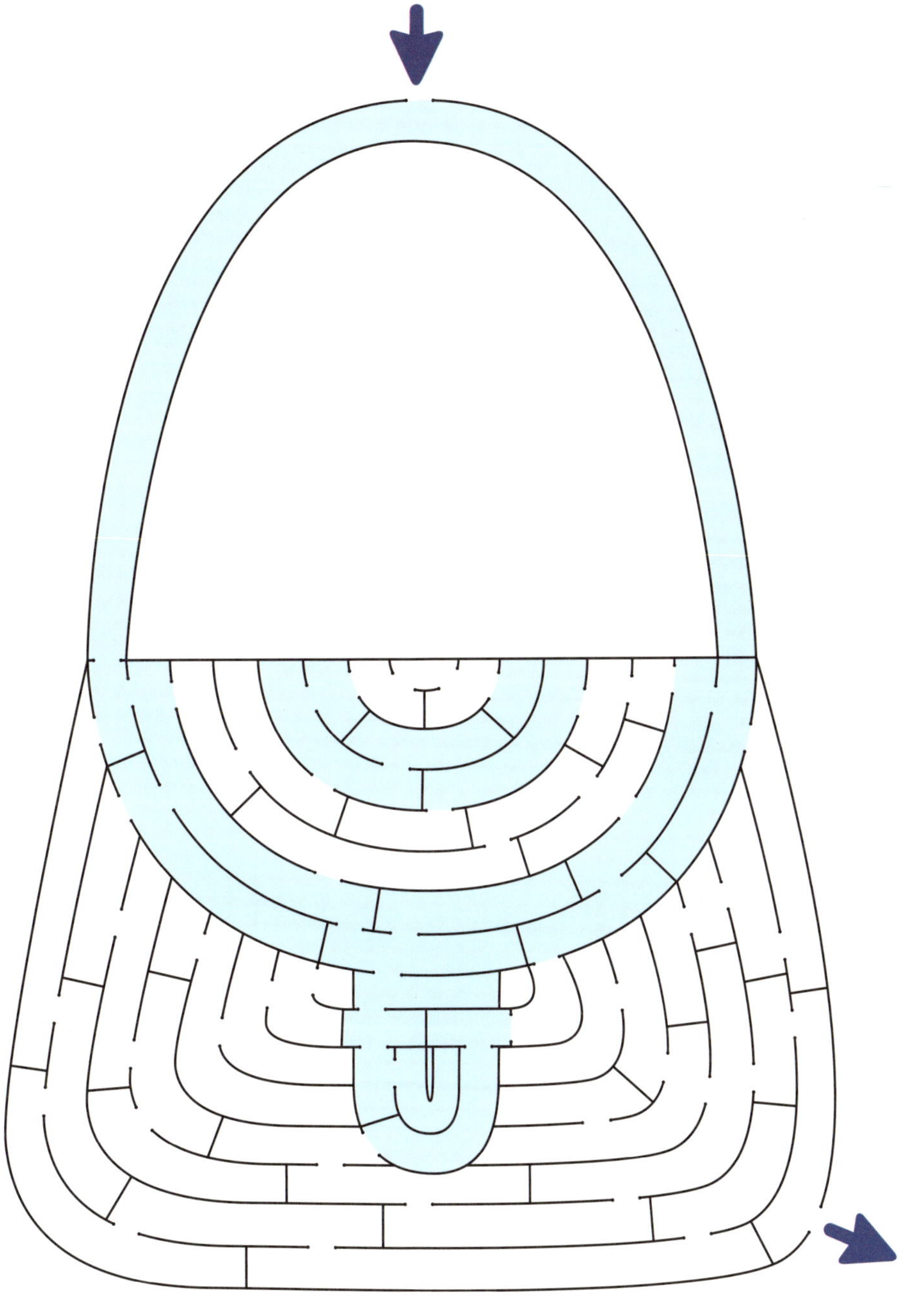

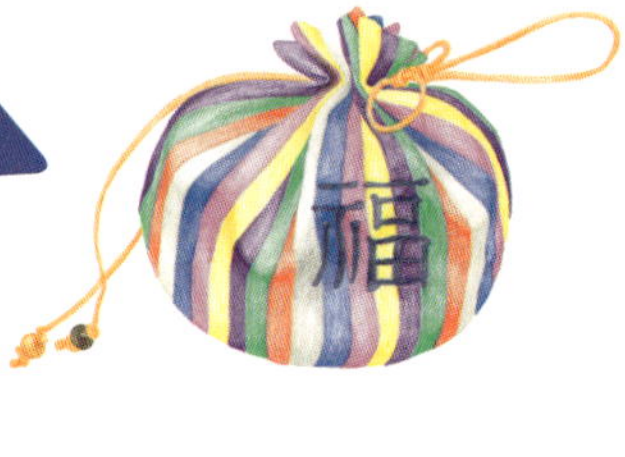

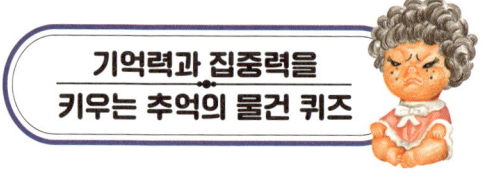

기억력과 집중력을 키우는 추억의 물건 퀴즈

보기의 추억의 물건들로 스도쿠를 만들어보세요. 스도쿠 게임은
가로, 세로로 이루어진 정사각형의 가로줄과 세로줄에 같은 물건이 겹치지 않게
한 번씩만 채워넣는 게임이에요. 빈칸에 무슨 물건이 들어가야 할까요?
물건 이름을 써보세요.

보기 못난이 인형 분통 옛날 교과서 연고

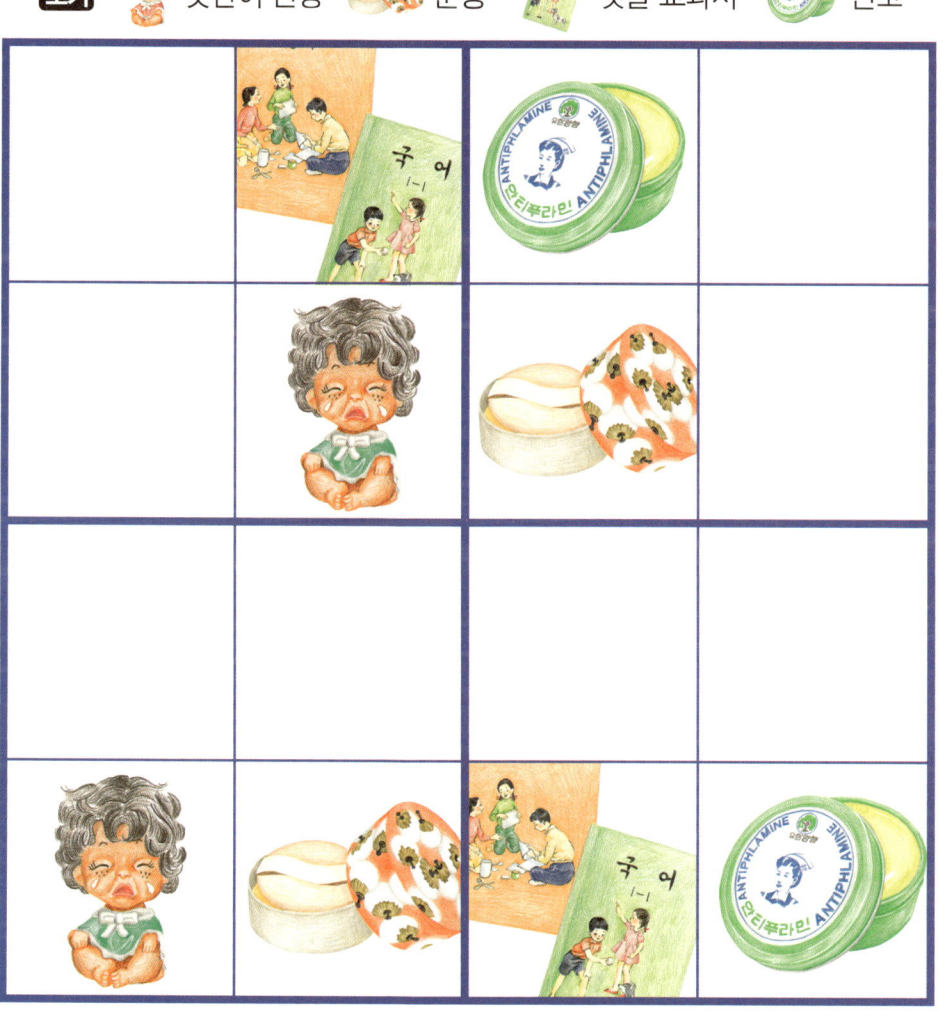

61

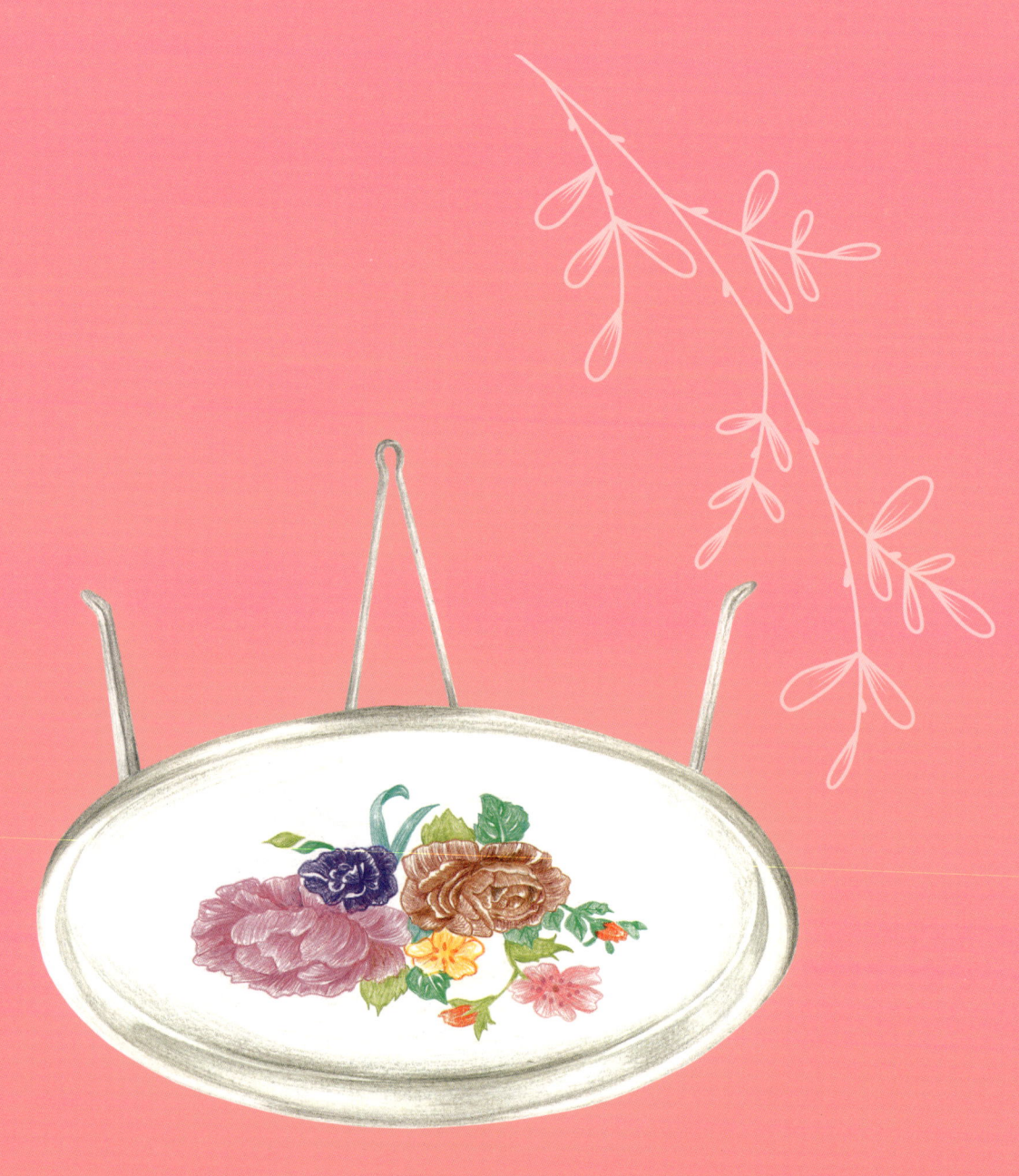

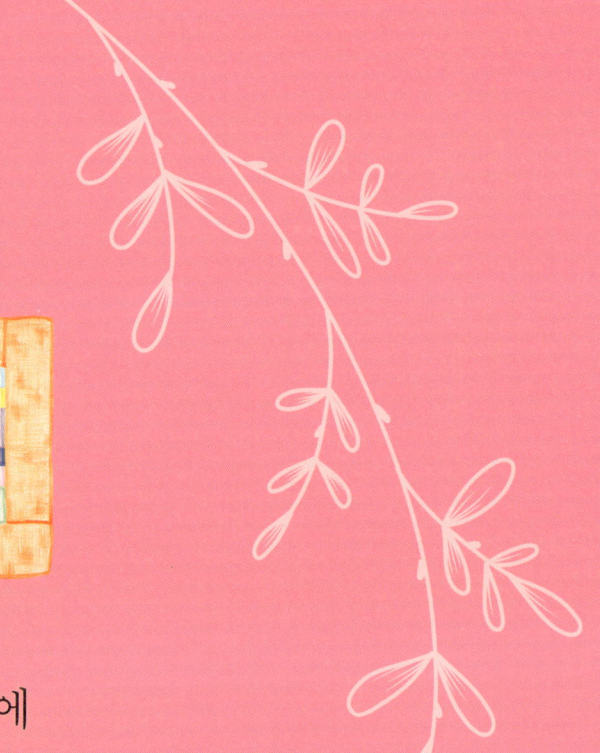

양은 밥상에

정갈하게 차린 저녁밥과 찬 위로

엄마가 한 땀 한 땀

헝겊 조각으로 이어 만든

밥상보가

포근히 감쌌네

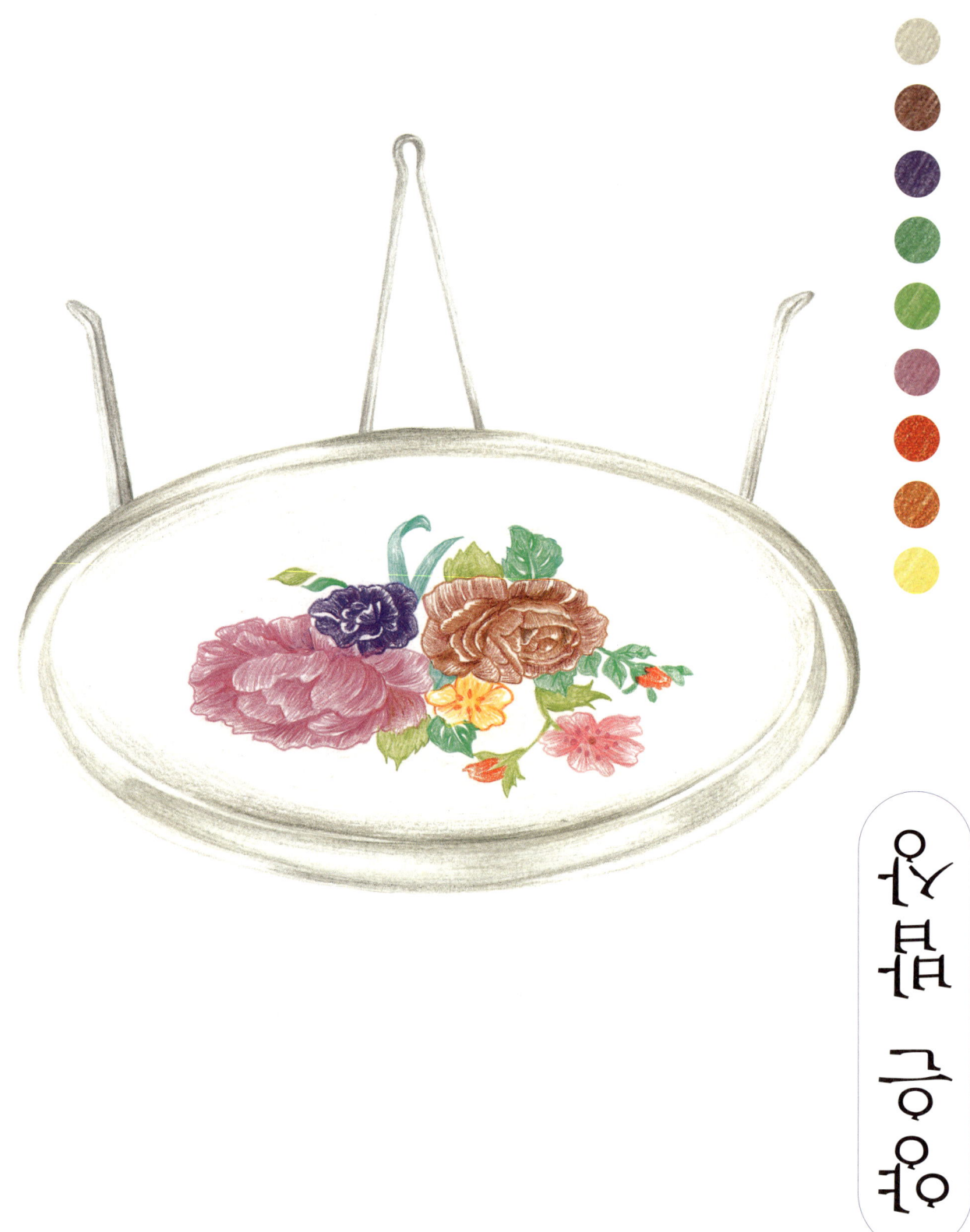

양품 쟁반

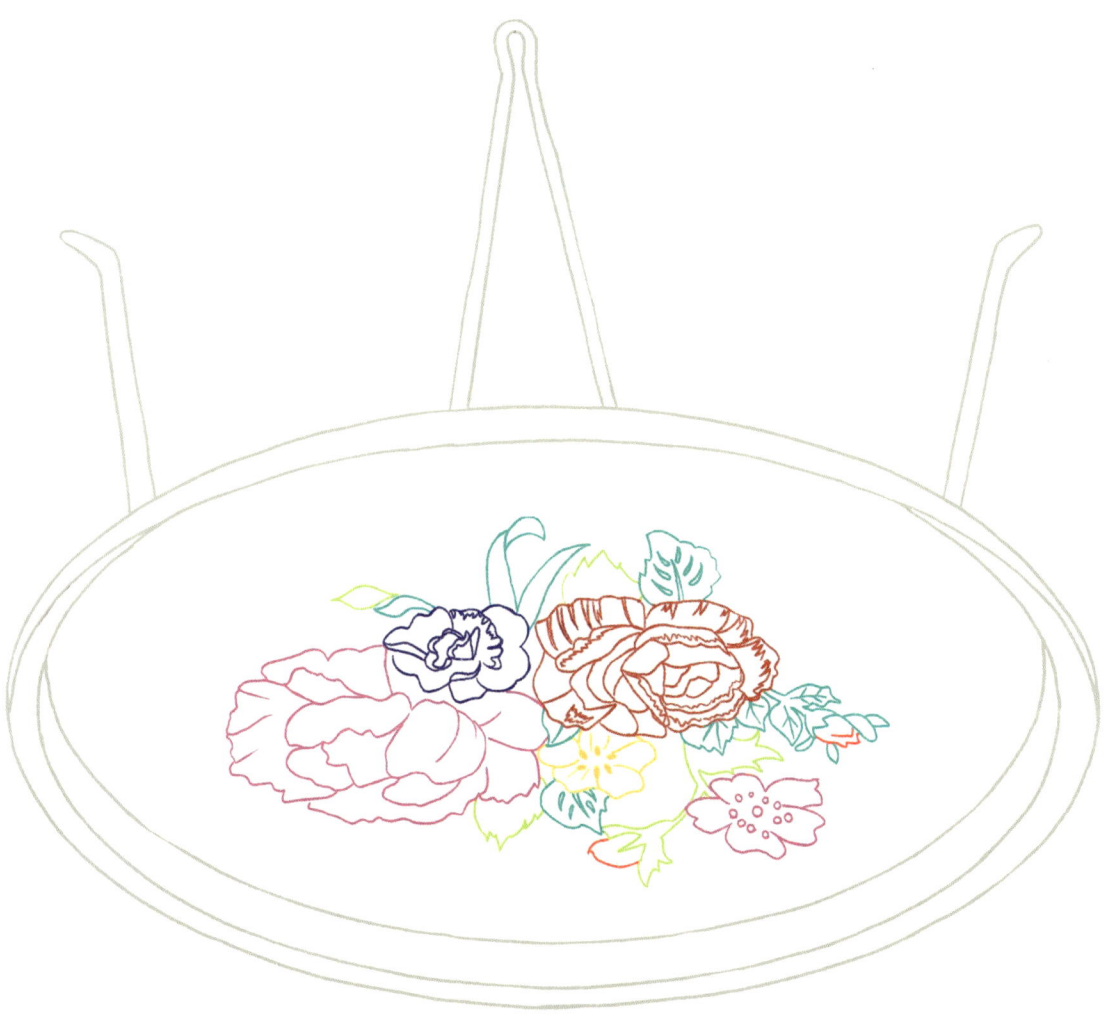

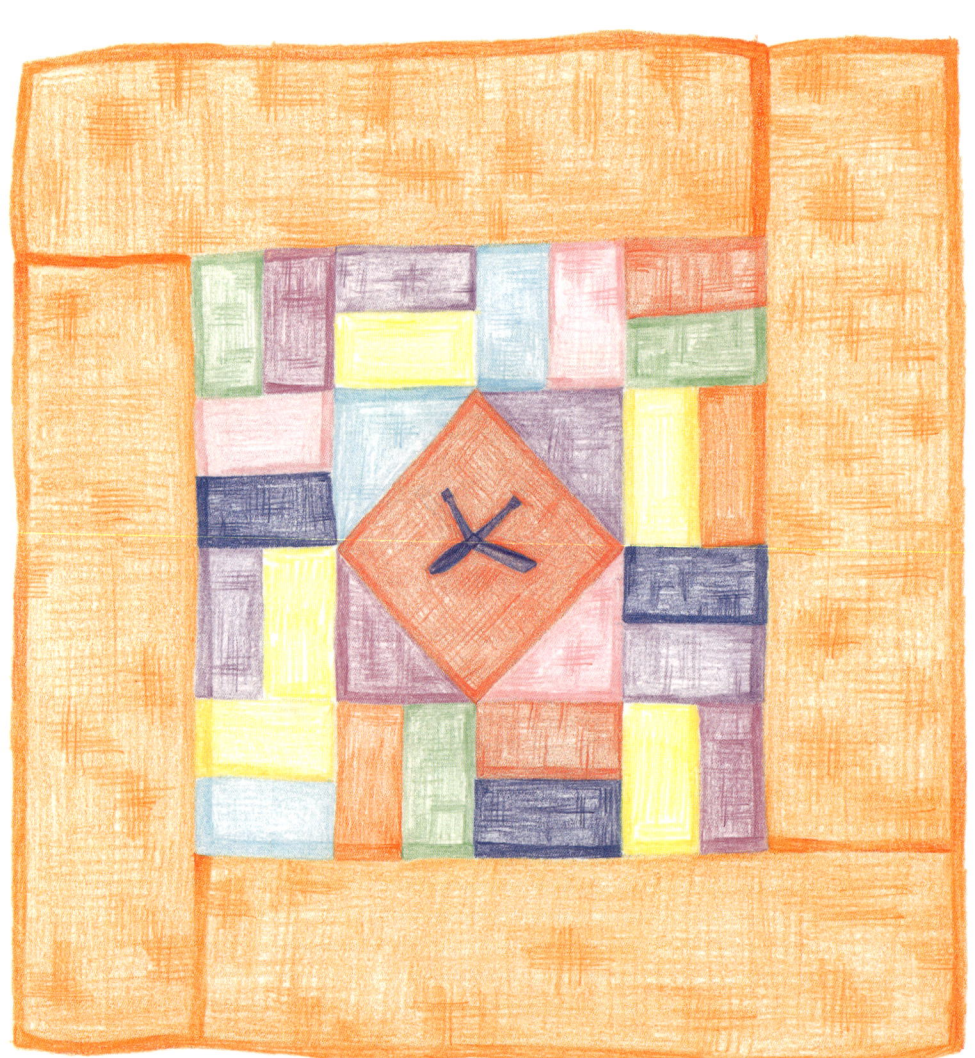

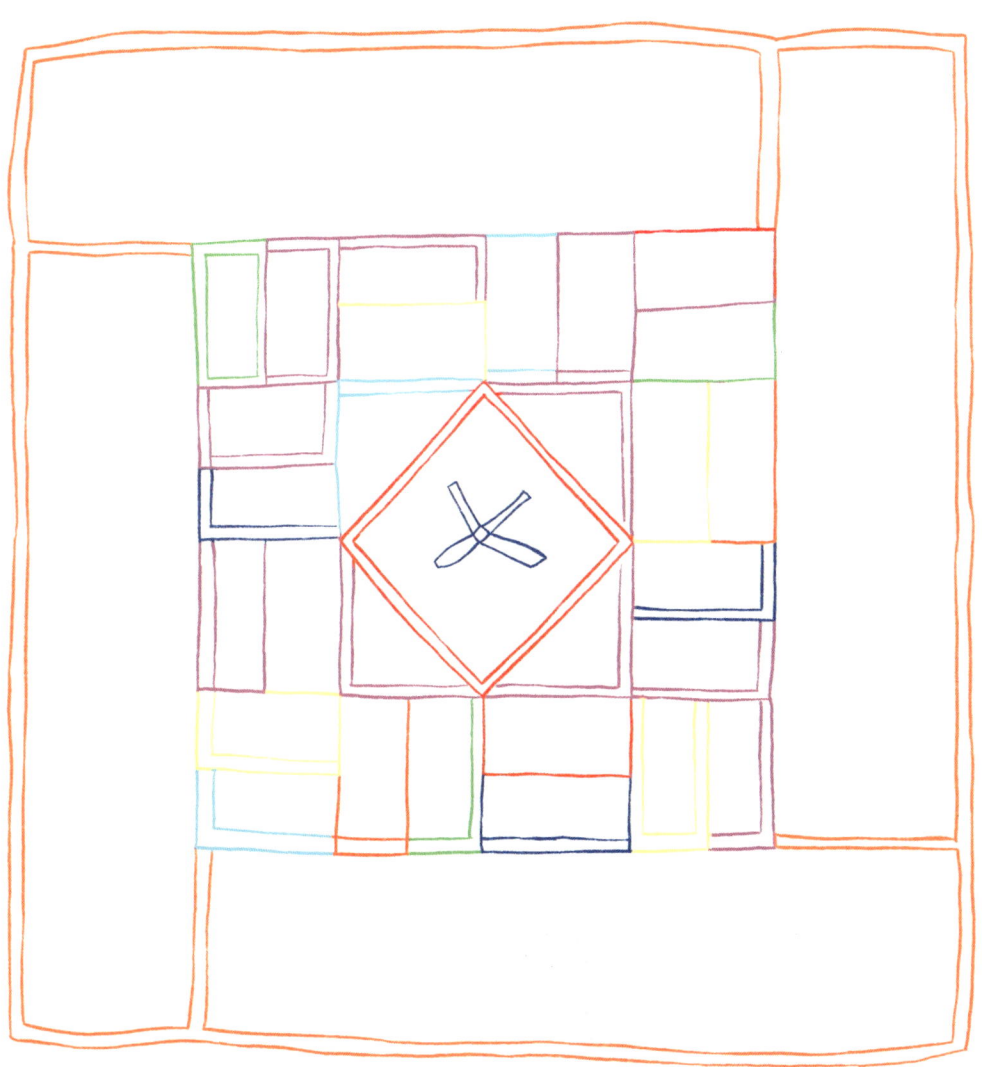

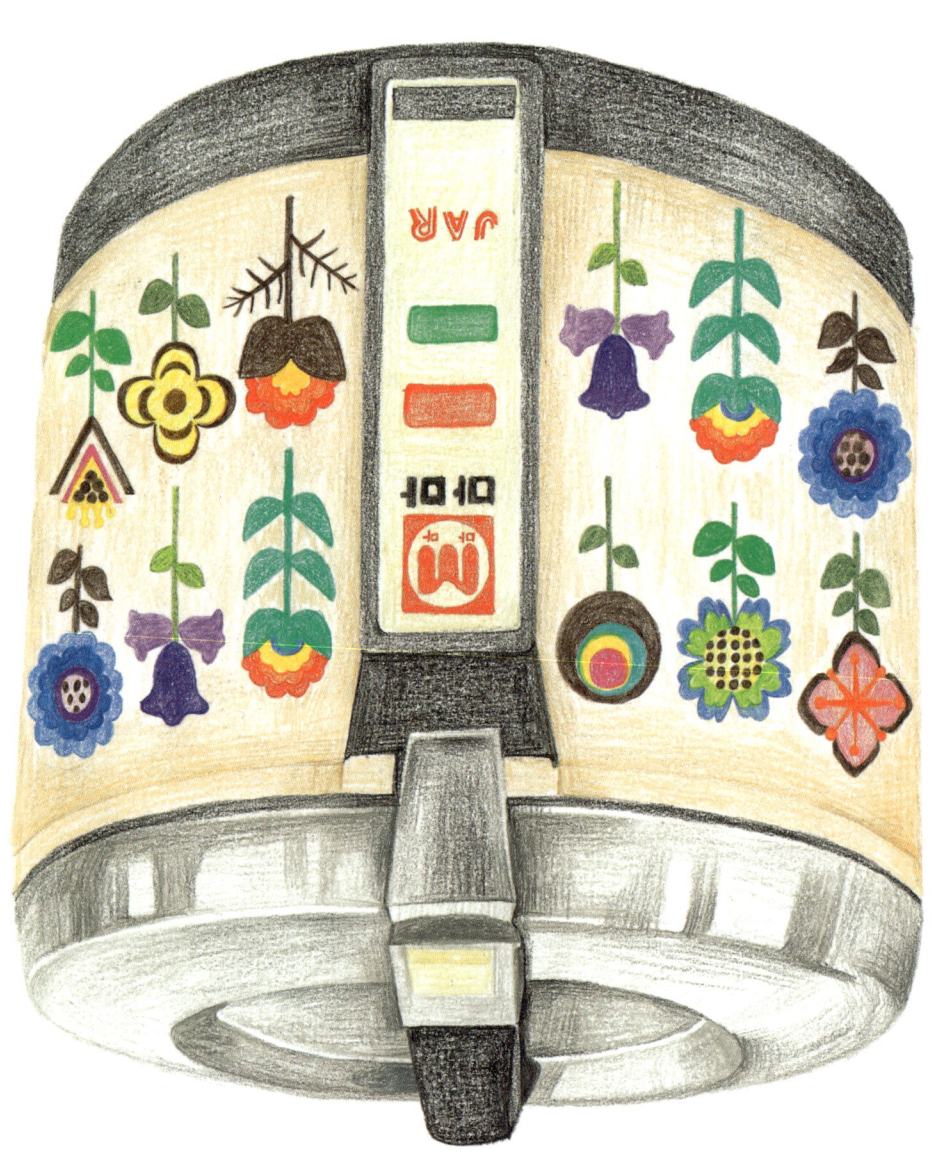

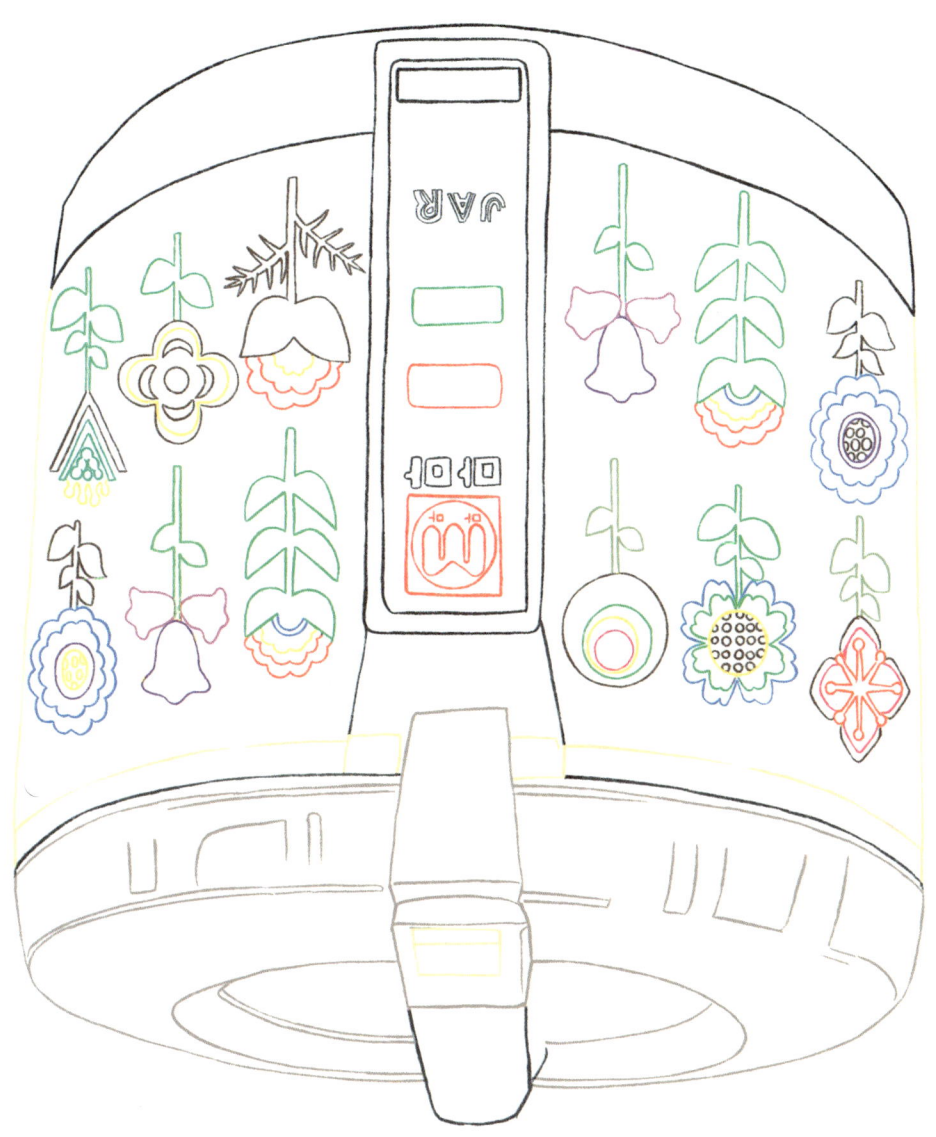

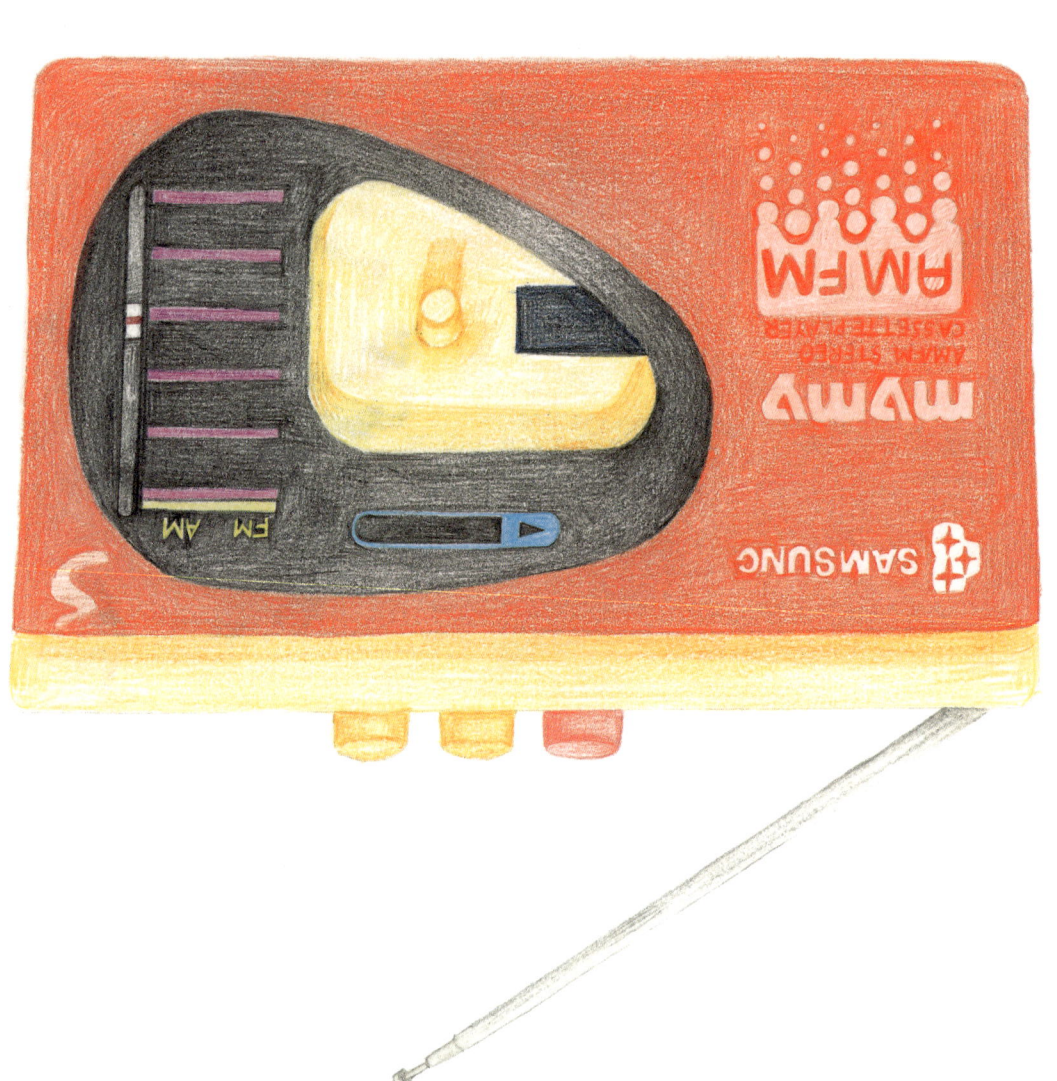

마이마이

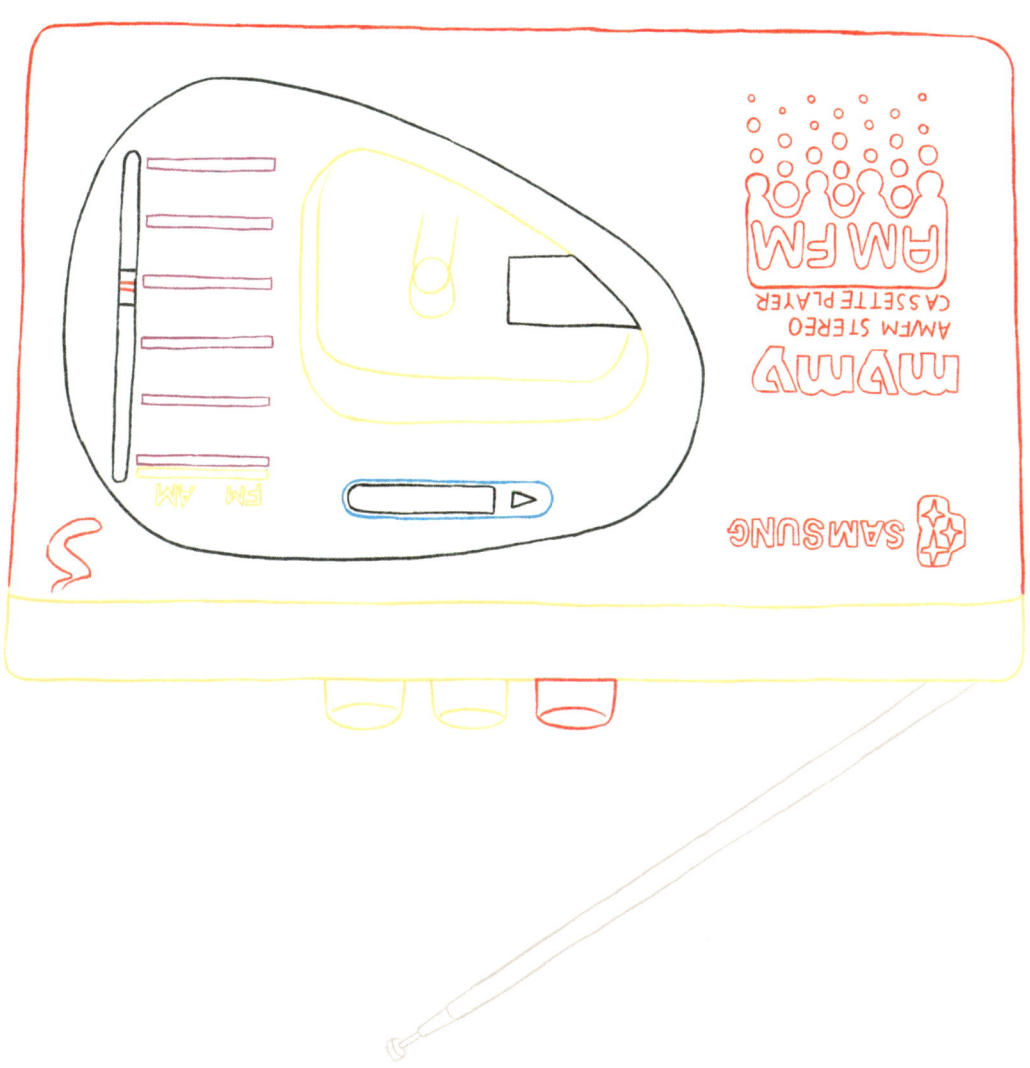

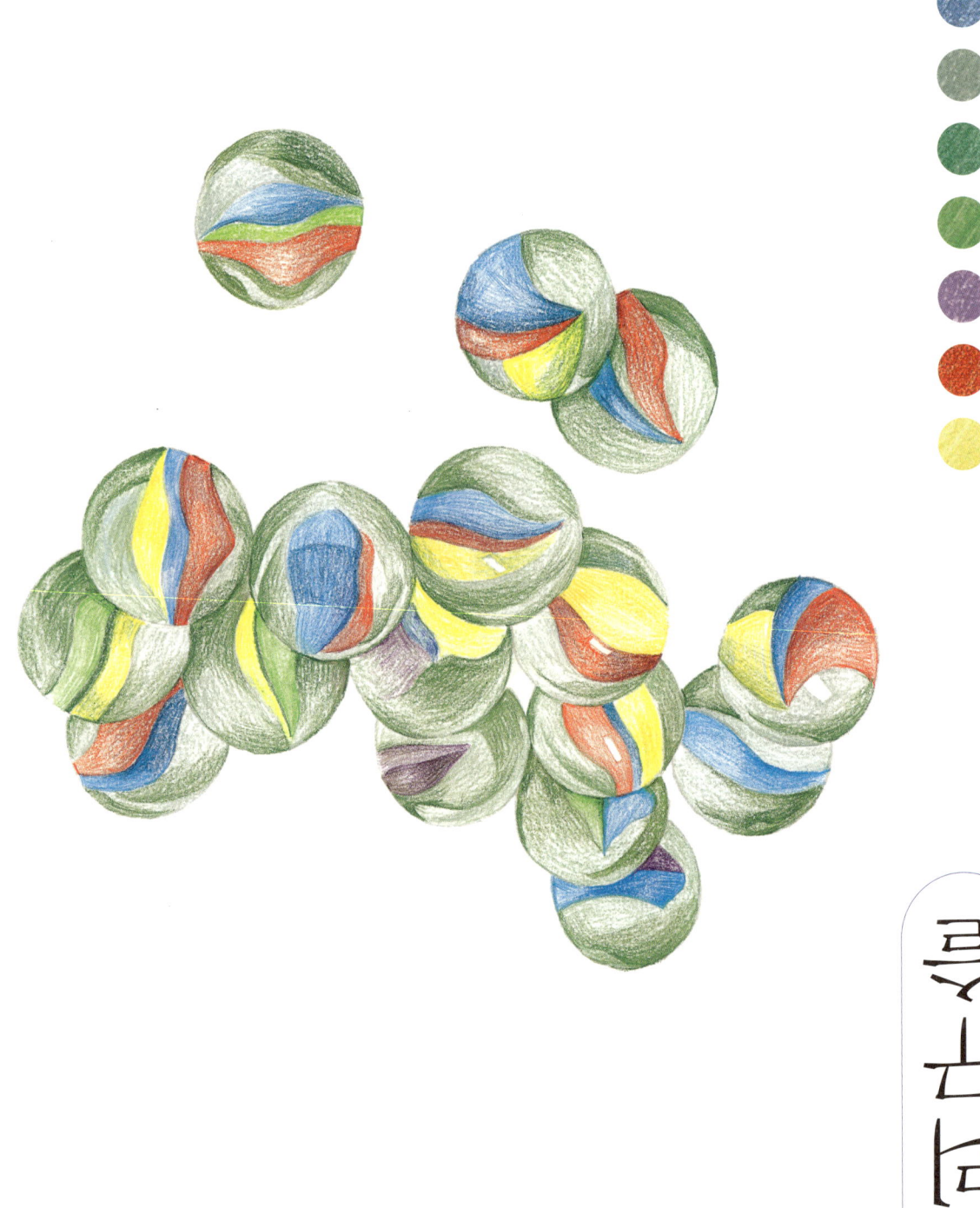

유리구슬

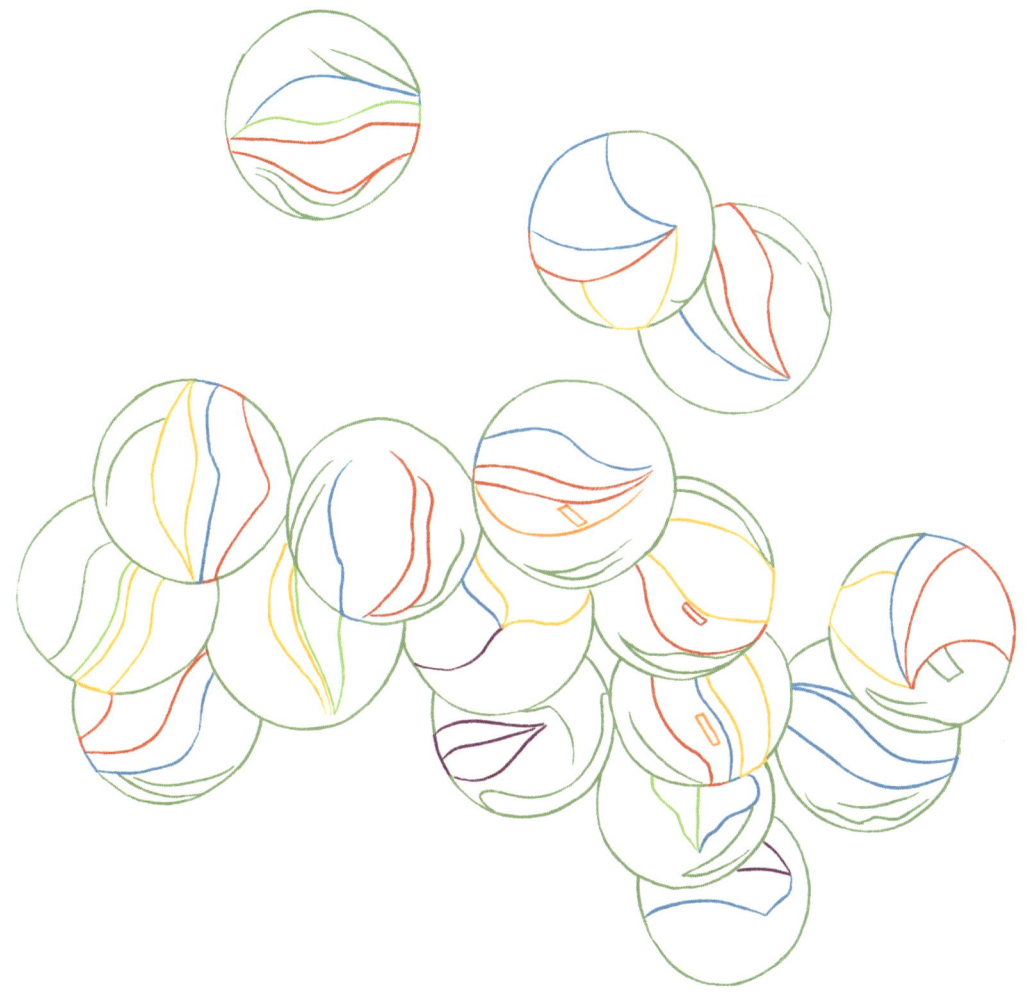

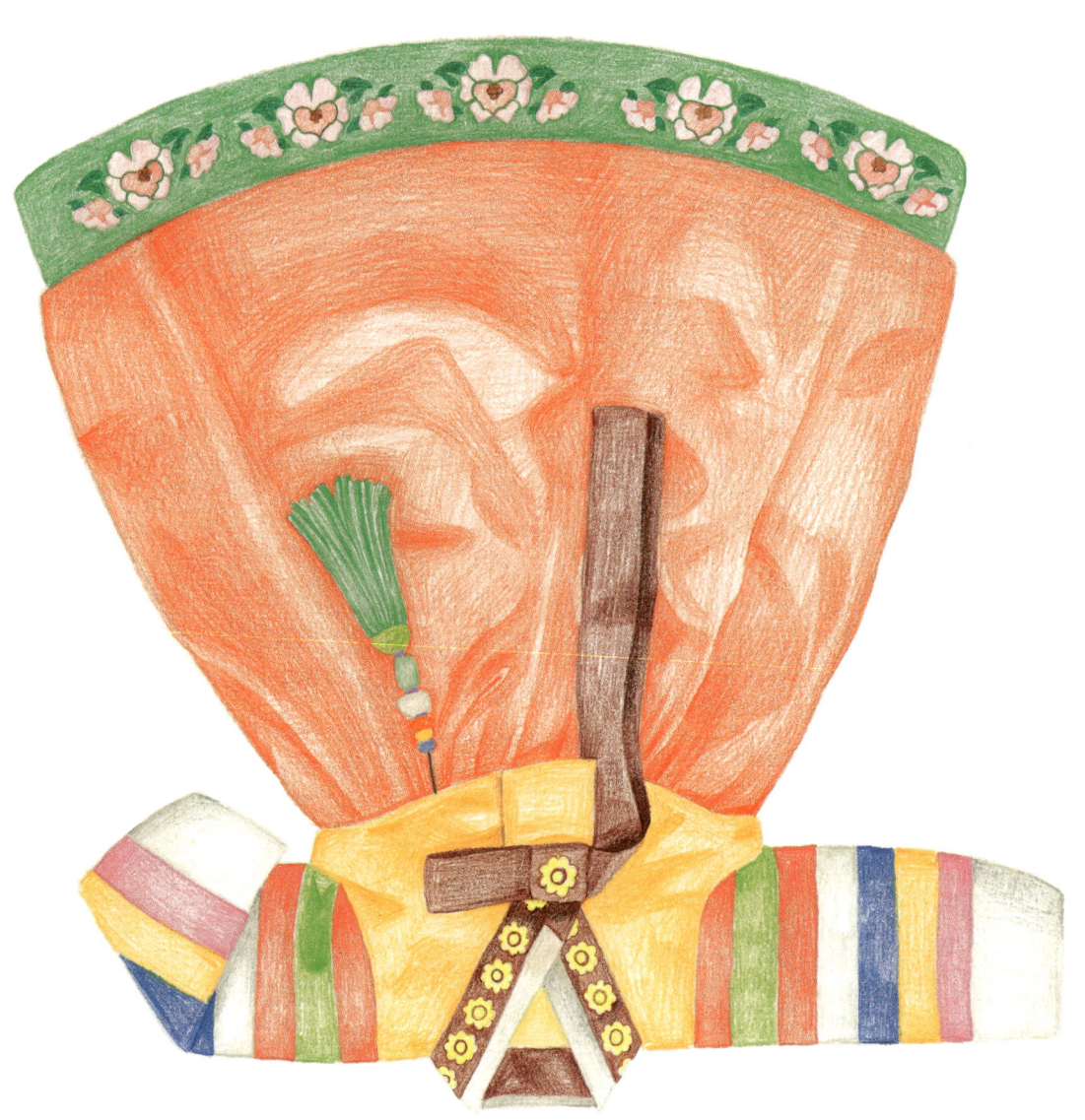

저고리

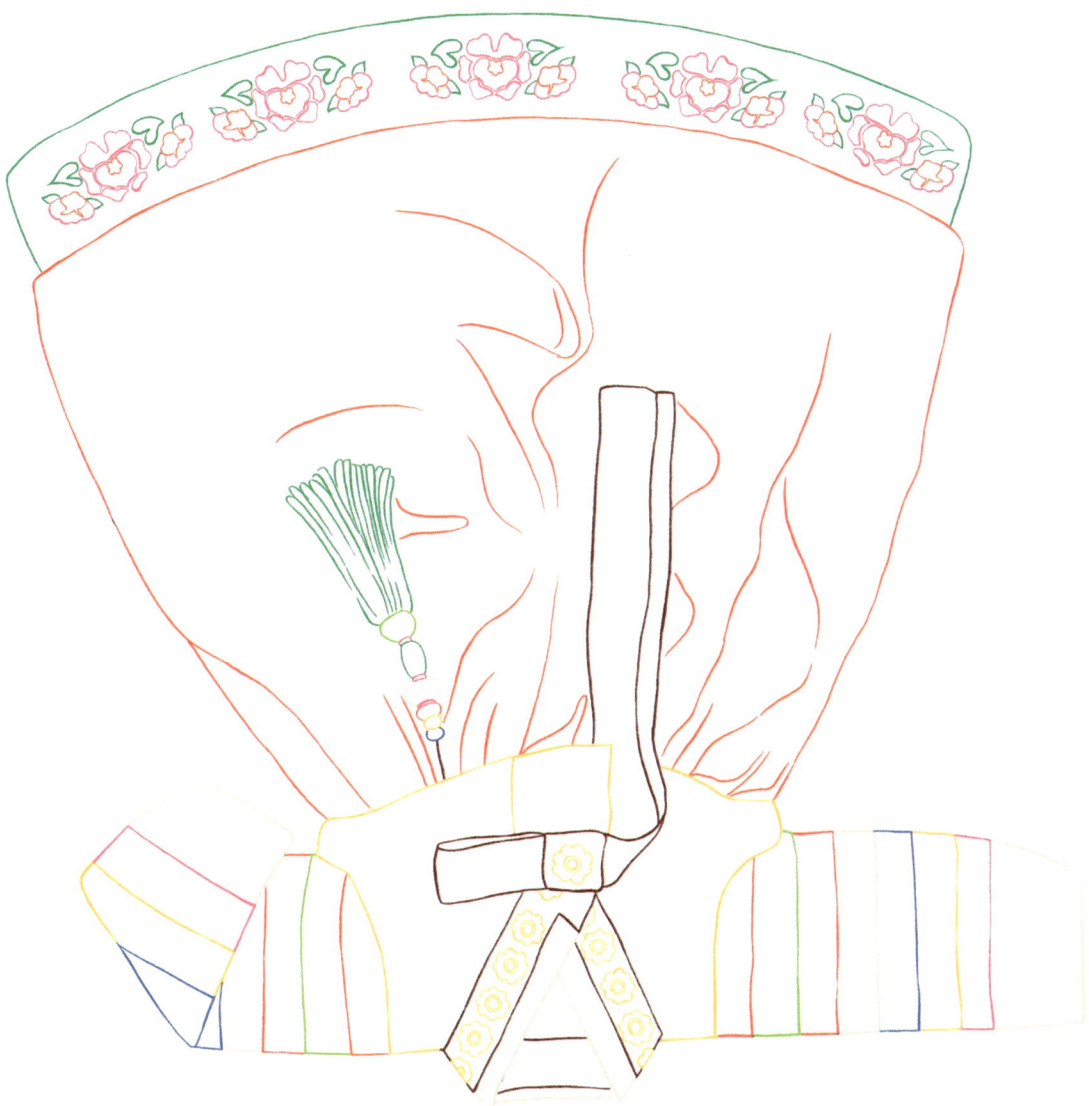

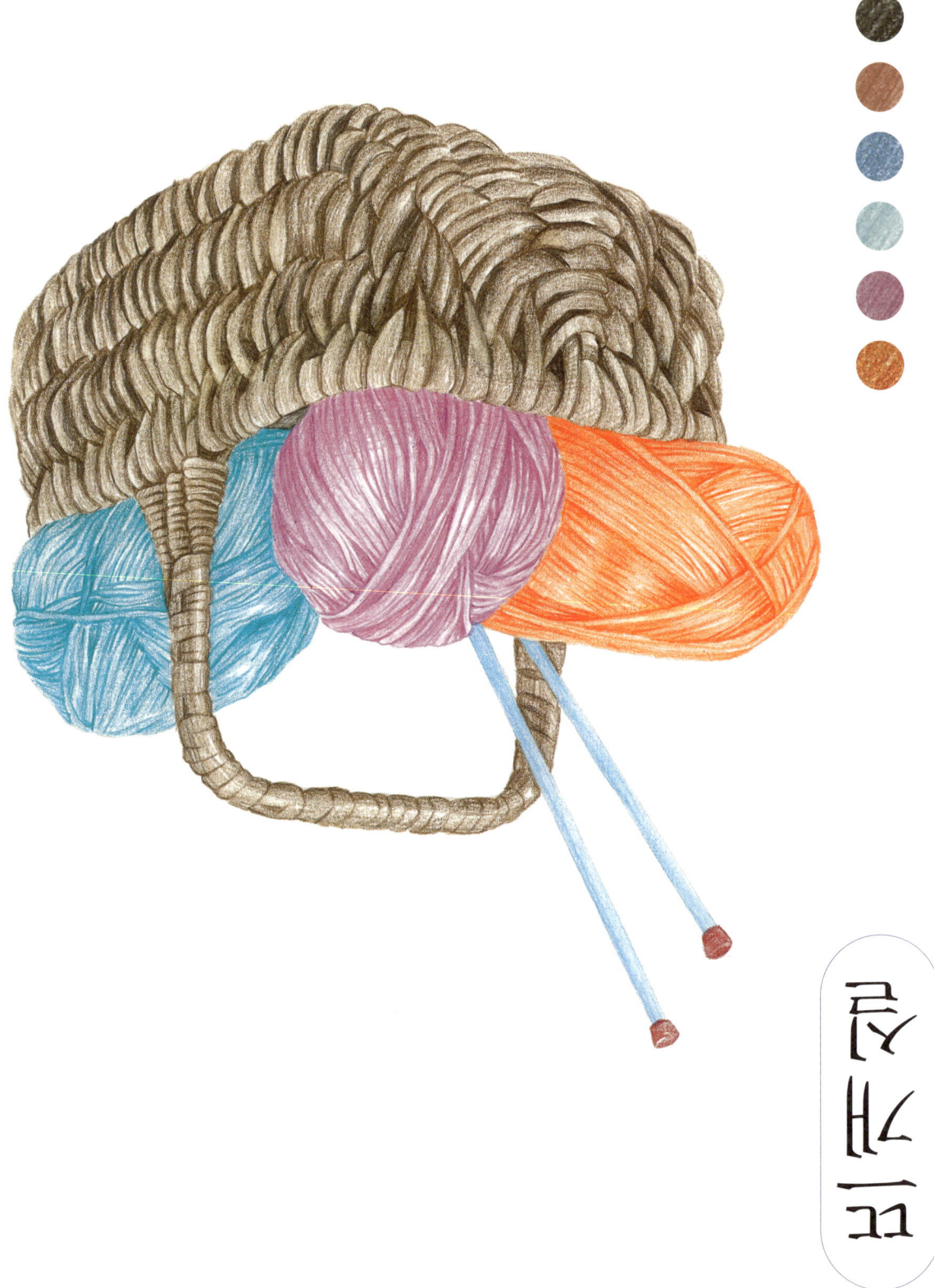

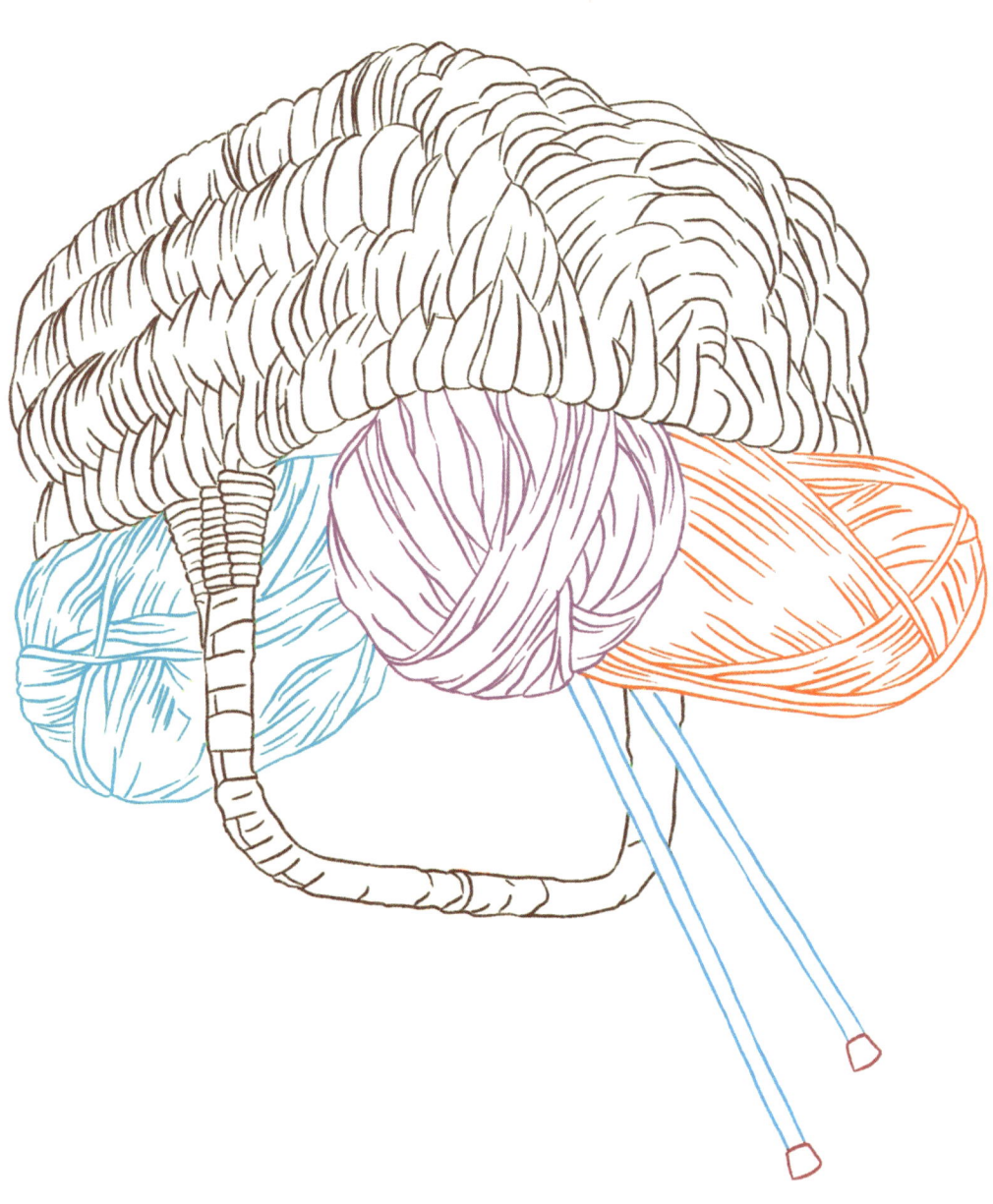

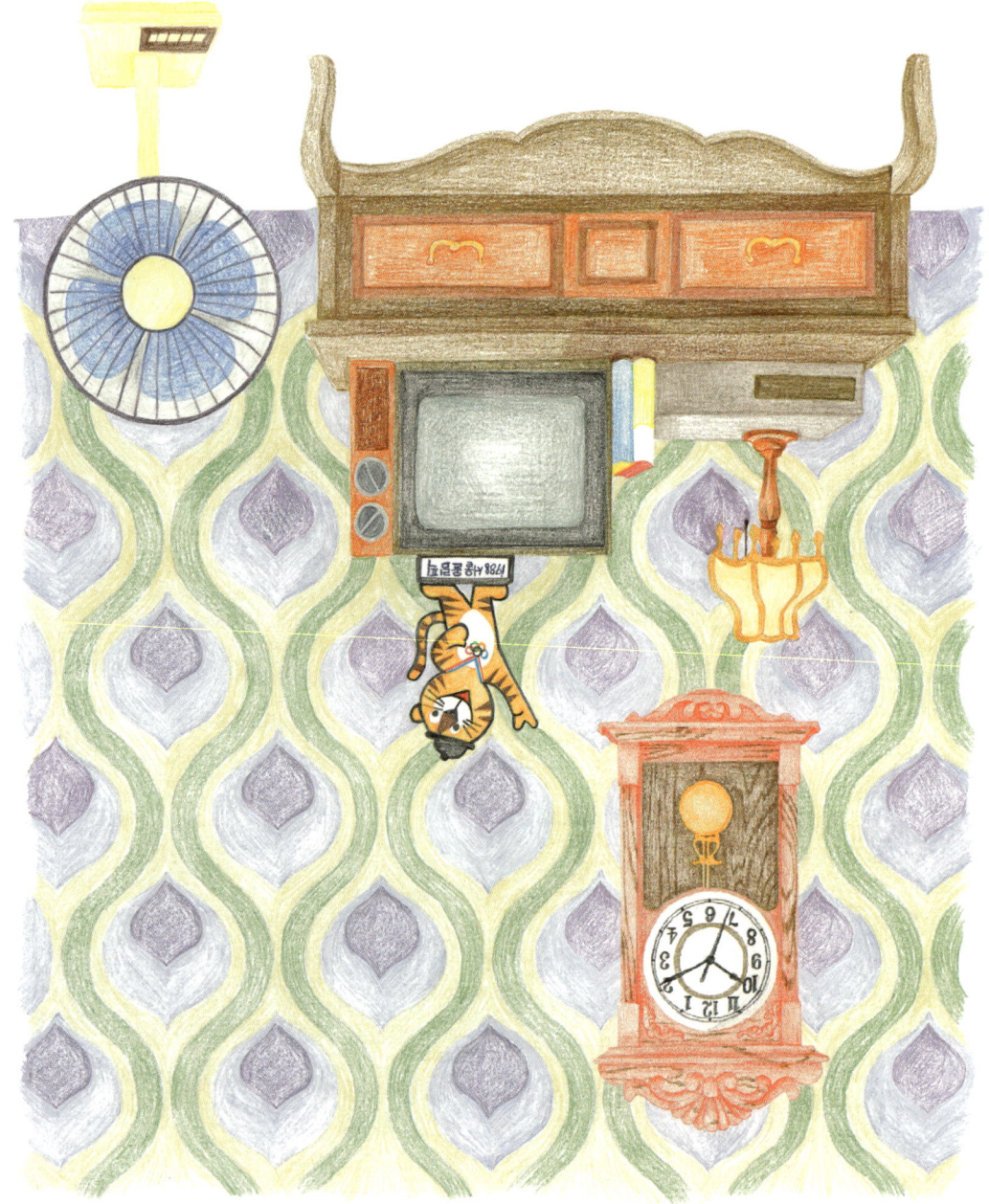

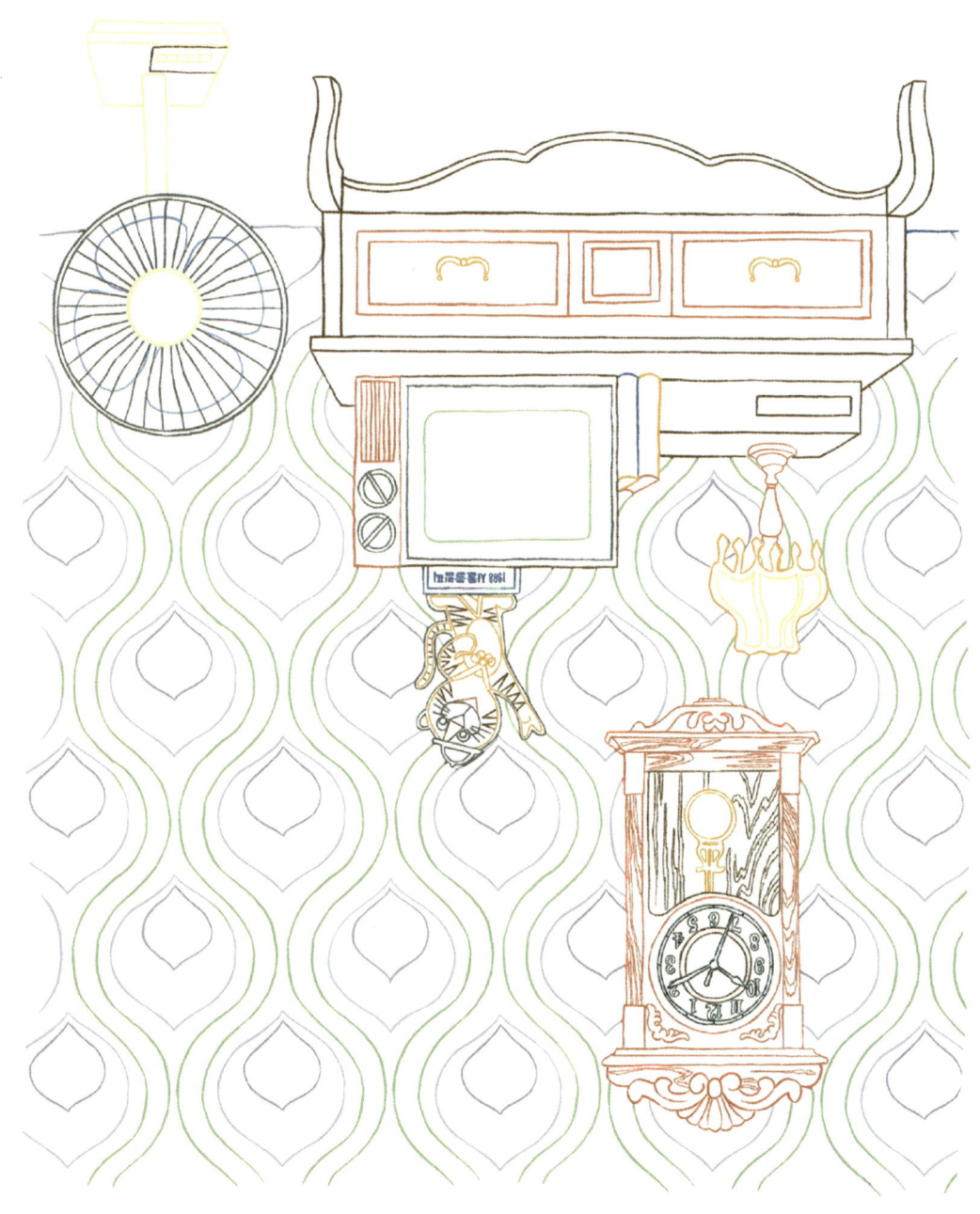

기억하고 싶은 추억의 물건 찾기

그림이 나타내는 추억의 물건 이름을 적어보세요.

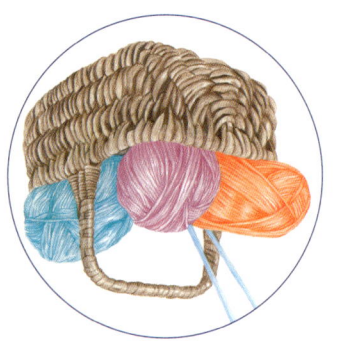

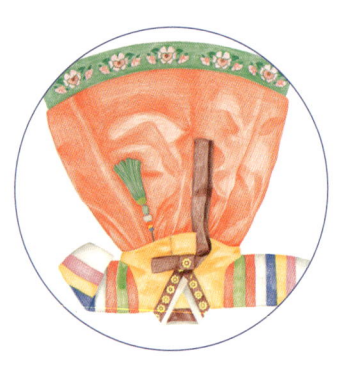

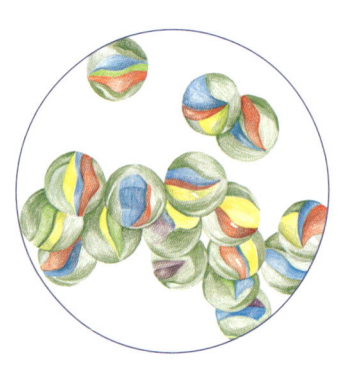

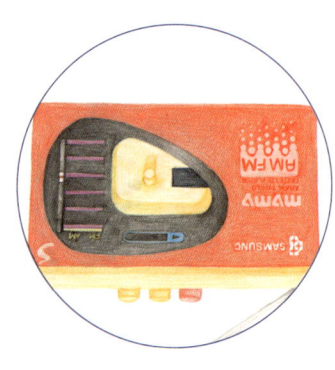

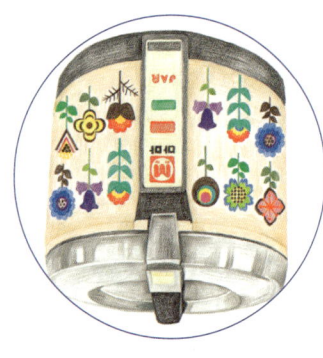

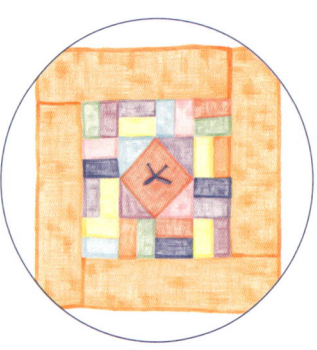

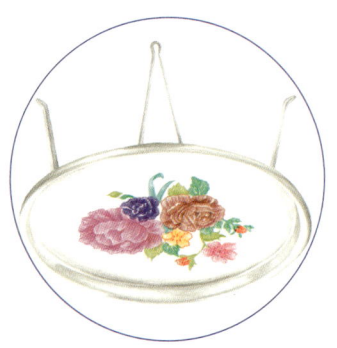

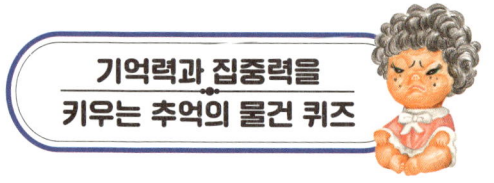

기억력과 집중력을 키우는 추억의 물건 퀴즈

실뭉치는 모두 몇 개인가요?

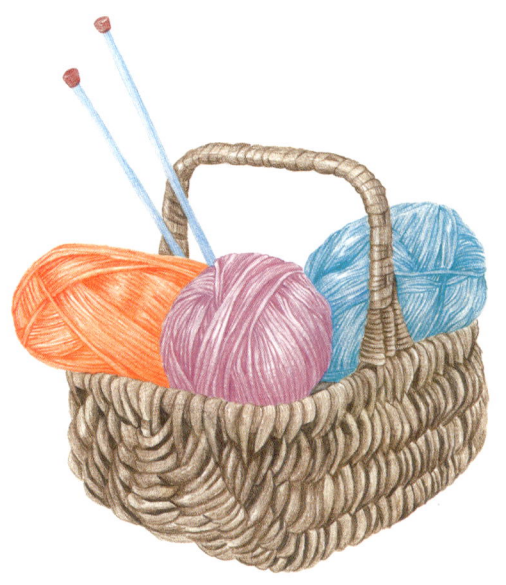

보온밥통에 그려진 꽃무늬의 종류는 모두 몇 가지인가요?

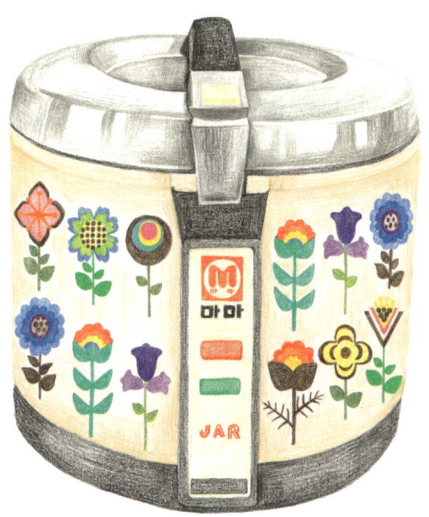

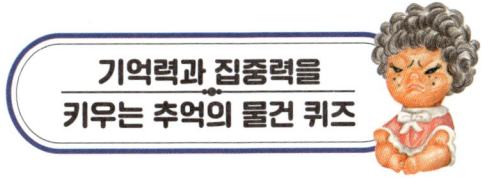

기억력과 집중력을 키우는 추억의 물건 퀴즈

친구들과 구슬치기 놀이를 하려고 해요. 시계를 지나 유리구슬을 찾아가 보세요.

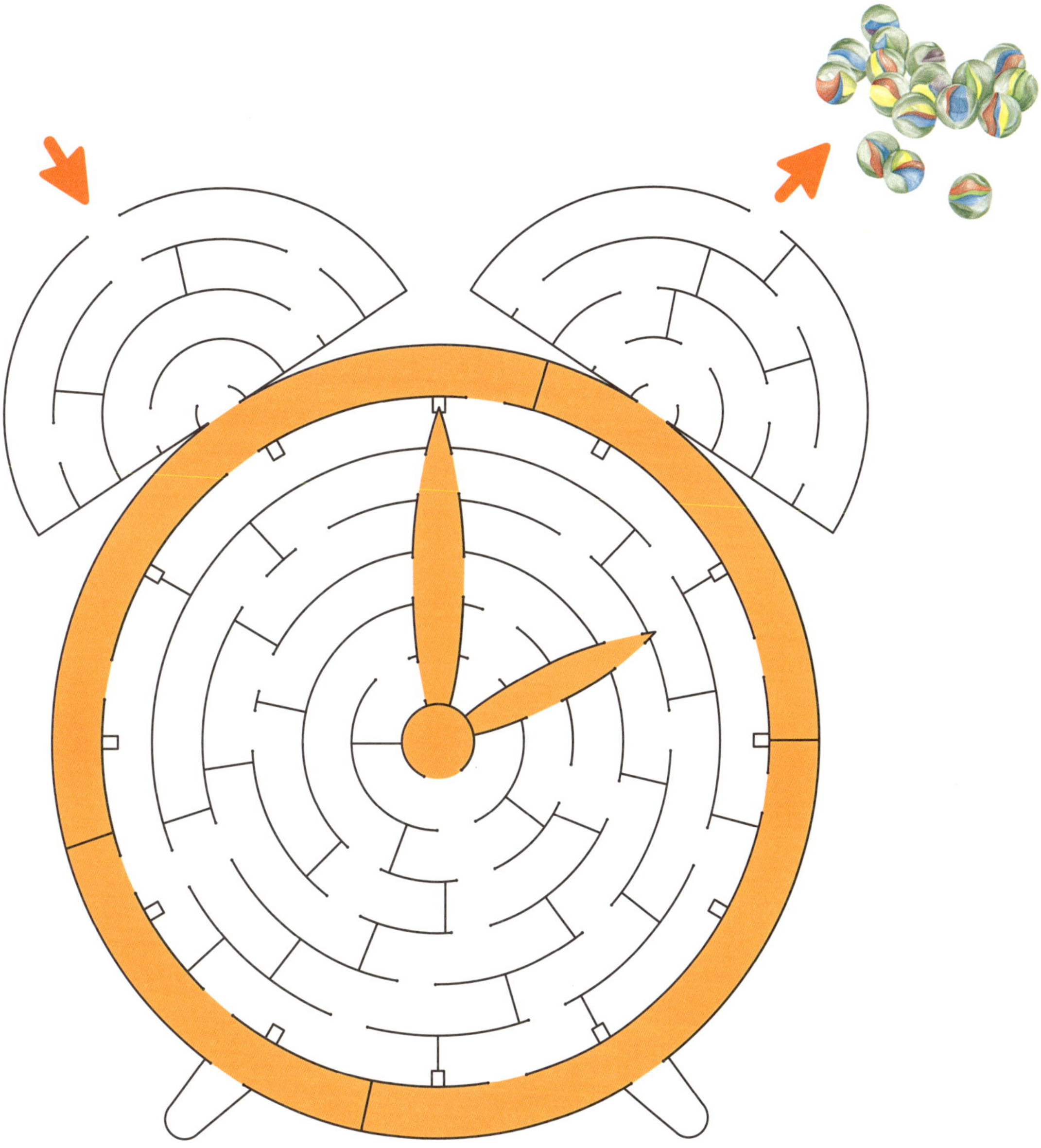

기억력과 집중력을 키우는 추억의 물건 퀴즈

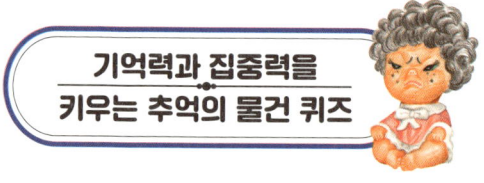

옛날 방에 숨은 그림이 있어요.
조개, 도마, 하트 모양, 포크, 접시를 찾아보세요.

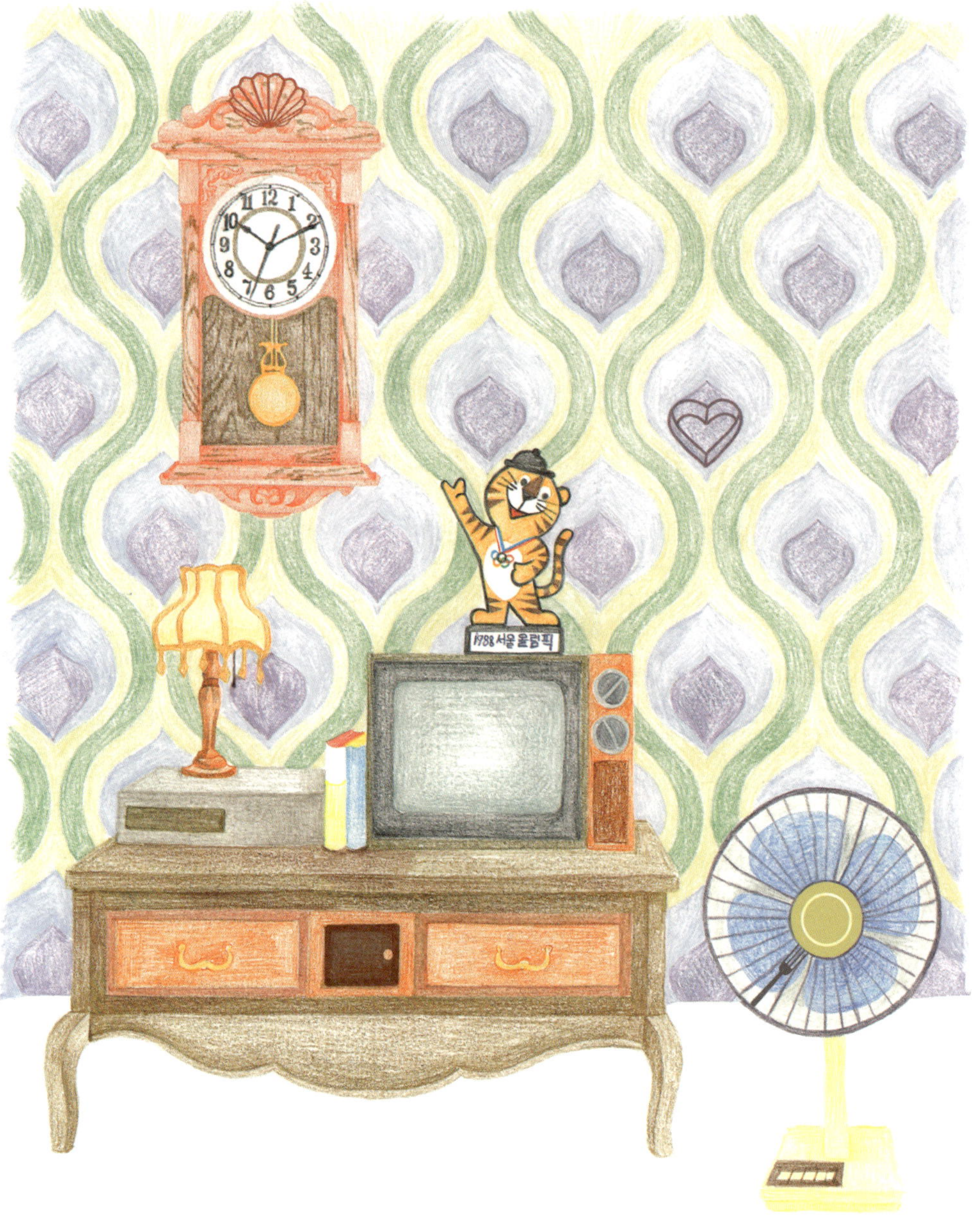

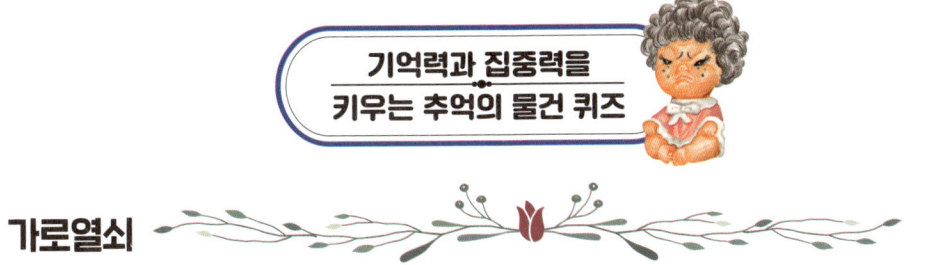

가로열쇠

2. 밥을 지은 다음, 따듯하게 유지하기 위해 밥을 옮겨 담아 사용했던 가전제품.

6. 1970~80년대에 집마다 가지고 있었던
   웃고 울고 찡그리는 표정의 인테리어용 인형.

7. 알록달록한 색깔로 소매를 대어 만든 어린이용 한복의 윗도리.

8. 8개의 면을 가진 성냥 통으로 집이나 다방에서 흔히 볼 수 있었다.

세로열쇠

1. 밥그릇이나 밥상을 덮어두던 헝겊 보자기.

3. 1970년대까지 사용했던, 석유를 연료로 한 조리 기구. '곤로'라고도 불렸다.

4. 학생들이 교과서나 필통, 도시락 등을 담아 들고 다녔던 것.

5. 꽃무늬가 그려져 있고 세 개의 다리를 폈다 접을 수 있는 동그란 상.

9. 결혼선물로 많이 사용했던 나무로 된 한 쌍의 원앙. 부부 금실의 상징.

10. 70년대 남자아이들의 대표적인 놀잇감으로, 이것을 땅에 던져 놓고
    맞춰 따먹었다.

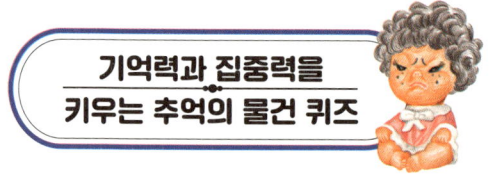

기억력과 집중력을
키우는 추억의 물건 퀴즈

가로열쇠와 세로열쇠를 읽고 칸에 들어갈 추억의 물건 이름을 적어보세요.

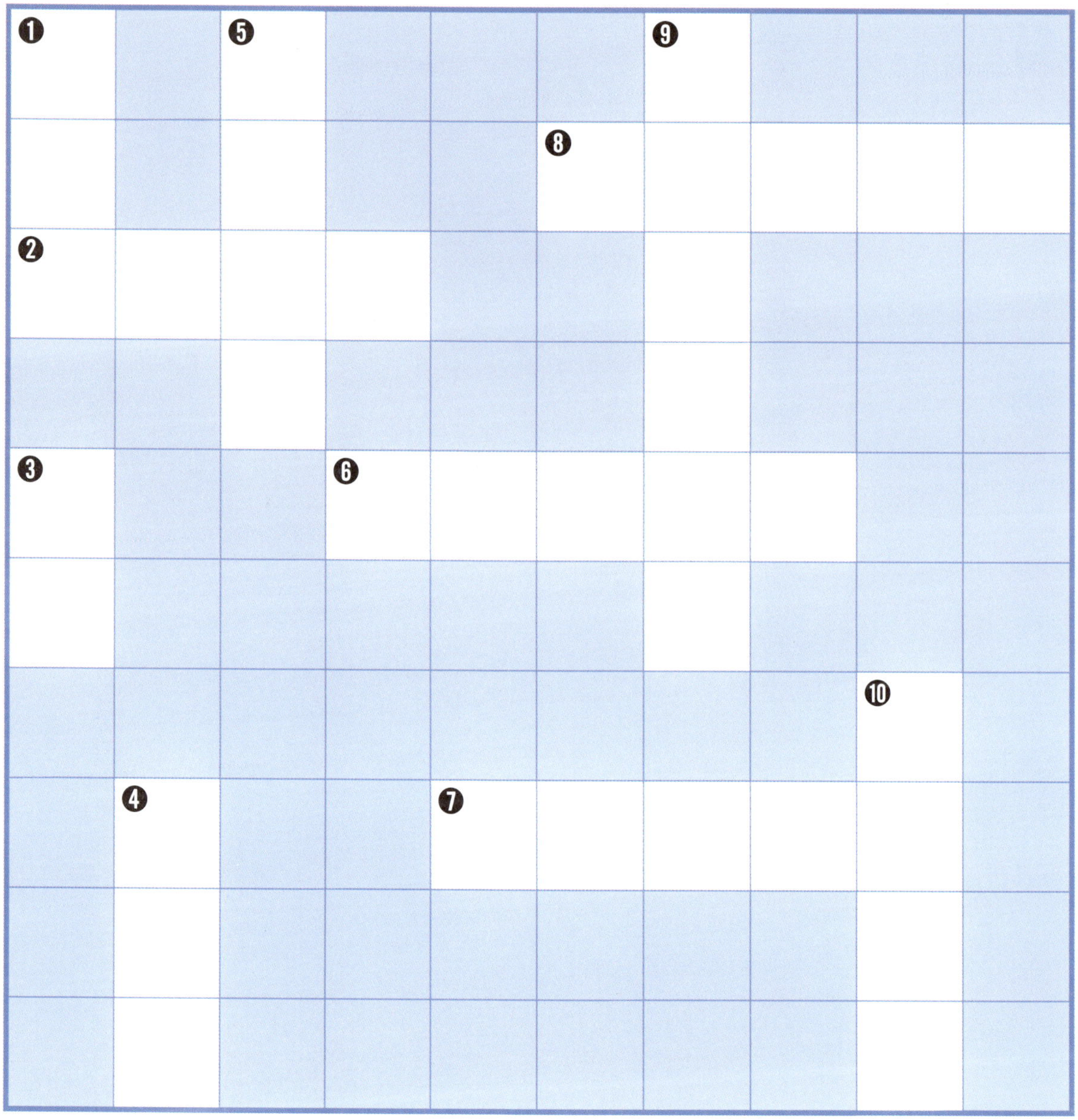

정답

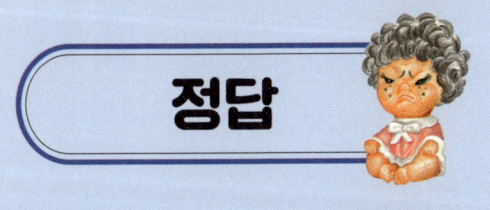

34쪽-37쪽

태극부채, 다이얼 전화기, 생일 케이크, 장난감 말, 보온병, 알사탕, 목각 원앙 인형, 팔각 성냥갑, 풍로

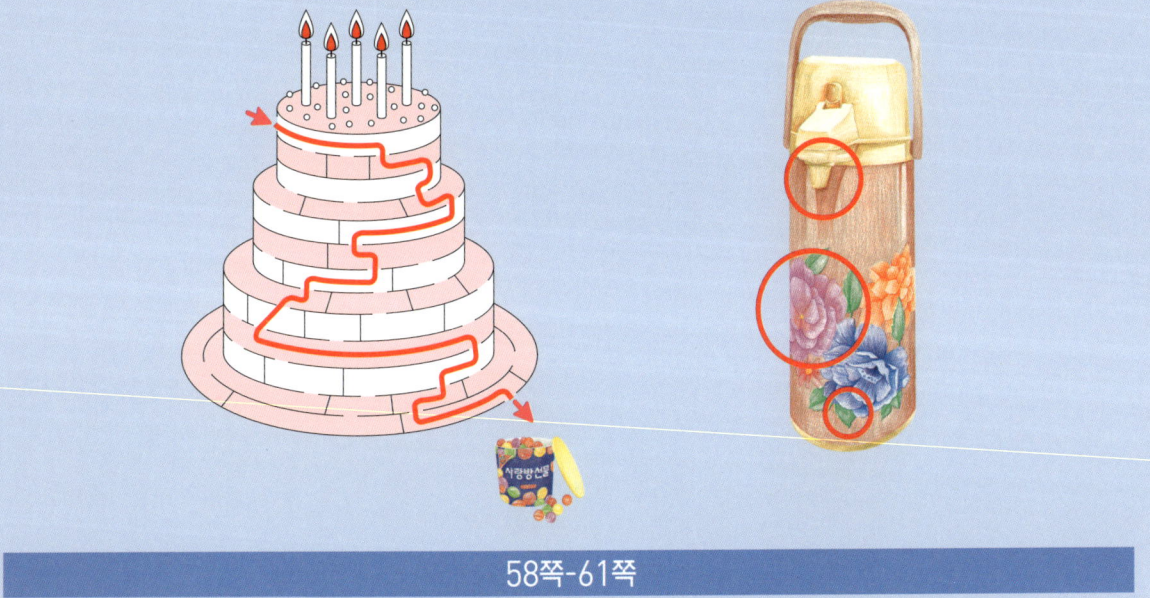

58쪽-61쪽

복주머니, 텔레비전, 분통, 옛날 교과서, 책가방, 연고, 괘종시계, 못난이 인형, 꽃버선

3번, 10번
8번, 6번

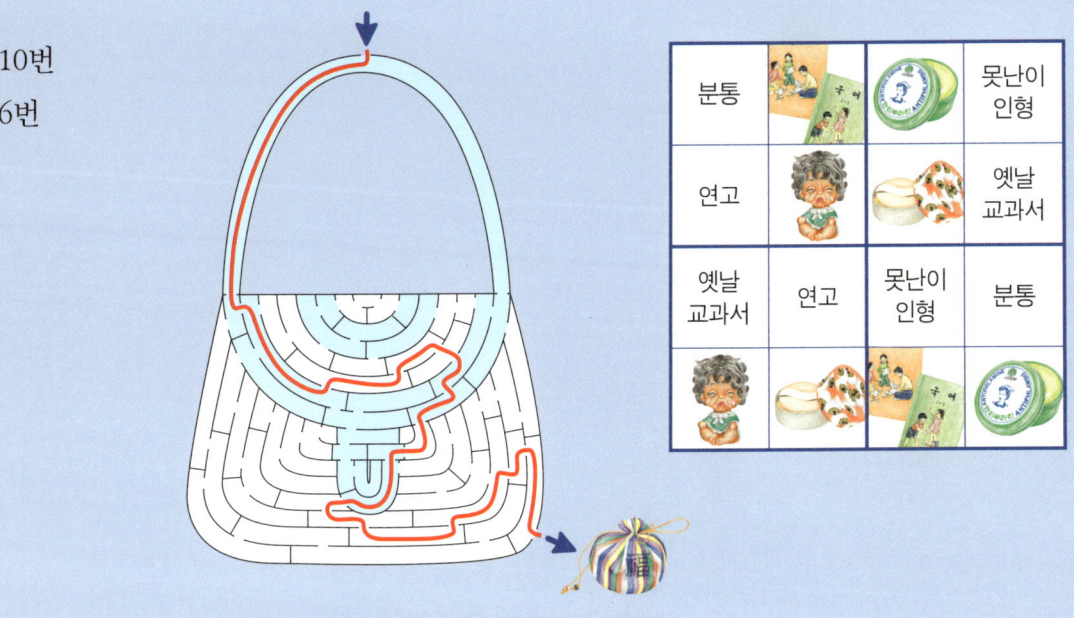

80쪽-85쪽

양은 밥상, 밥상보, 보온밥통, 미니 카세트, 유리구슬, 색동저고리, 뜨개실

3개

9가지

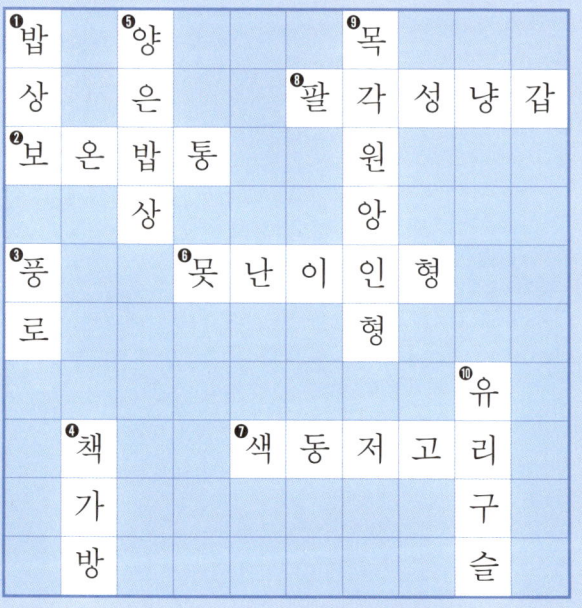

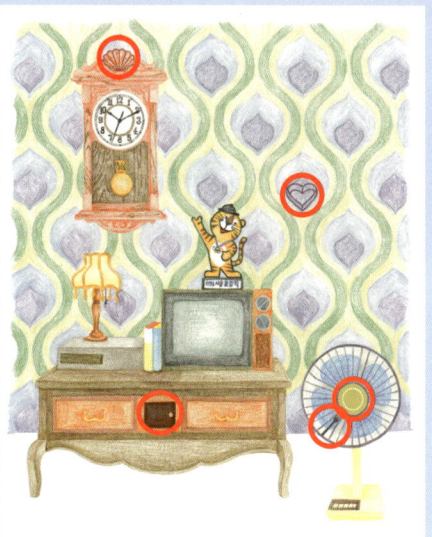

❶밥		❺양			❾목		
상		은		❽팔	각	성	냥	갑
❷보	온	밥	통		원		
		상			앙		
❸풍		❻못	난	이	인	형	
로					형		
						❿유	
	❹책		❼색	동	저	고	리
	가					구	
	방					슬	

부모님을 위한 취미 교실 - 시니어 컬러링북
색연필로 그리는 추억의 물건

1판 1쇄 인쇄 2024년 6월 10일
1판 1쇄 발행 2024년 6월 15일
—
지은이 양지은
—
펴낸이 김은중
편집 허선영 디자인 김순수
펴낸곳 가위바위보
출판 등록 2020년 11월 17일 제 2020-000316호
주소 경기도 부천시 소향로 25, 511호 (우편번호 14544)
팩스 02-6008-5011 전자우편 gbbbooks@naver.com
네이버블로그 gbbbooks 인스타그램 gbbbooks 페이스북 gbbbooks 트위터 gbb_books
—
ISBN 979-11-92156-27-9 13650
* 책값은 뒤표지에 있습니다.
* 이 책의 내용을 사용하려면 반드시 저작권자와 출판사의 동의를 얻어야 합니다.
* 잘못된 책은 구입처에서 바꿔 드립니다.

가위바위보 출판사는 나답게 만드는 책, 그리고 다함께 즐기는 책을 만듭니다.